神经系统疾病护理丛书

脑心健康管理师
管理案例荟萃

总顾问：张红梅　李天晓
总主编：冯英璞
主　编：丁玉华　许　珺

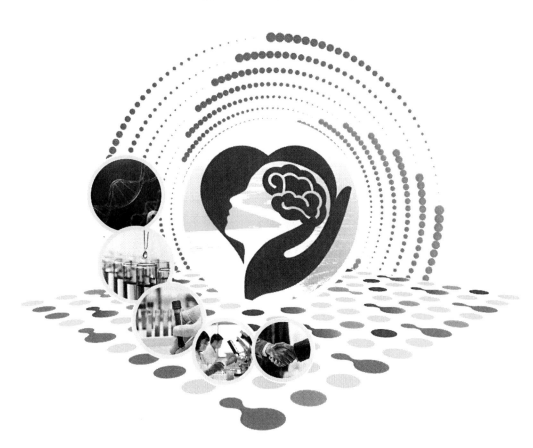

郑州大学出版社

图书在版编目(CIP)数据

脑心健康管理师管理案例荟萃／丁玉华,许珺主编.
郑州：郑州大学出版社,2024.12. --（神经系统疾病
护理丛书／冯英璞总主编）. -- ISBN 978-7-5773-0756-
5

Ⅰ. R743；R473.5

中国国家版本馆 CIP 数据核字第 2024TW6591 号

脑心健康管理师管理案例荟萃

NAOXIN JIANKANG GUANLISHI GUANLI ANLI HUICUI

策划编辑	陈文静	封面设计	王　微
责任编辑	许久峰　苏靖雯	版式设计	王　微
责任校对	赵佳雪	责任监制	朱亚君

出版发行	郑州大学出版社	地　址	郑州市大学路 40 号(450052)
出 版 人	卢纪富	网　址	http://www.zzup.cn
经　销	全国新华书店	发行电话	0371-66966070
印　刷	郑州市今日文教印制有限公司		
开　本	787 mm×1 092 mm　1／16		
本册印张	10.25	本册字数	220 千字
版　次	2024 年 12 月第 1 版	印　次	2024 年 12 月第 1 次印刷

书　号	ISBN 978-7-5773-0756-5	总 定 价	298.00 元(全四册)

主编简介

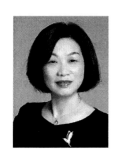

冯英璞:主任护师,硕士生导师,现任河南省人民医院脑血管病医院总护士长,河南省神经疾病护理学科带头人,河南省卒中护理专科护士培训基地负责人,河南省首席科普专家。兼任中华护理学会放射介入学会等8项国家级及省级学术任职,长期从事神经疾病护理及护理管理工作。近5年获批科研项目6项,发表核心论文40余篇,出版著作10余部,参与指南、共识/规范制定10项;曾获河南省医学科学技术进步奖一等奖,荣获"2017河南最美护士"、河南省卫生系统先进个人、优秀共产党员。

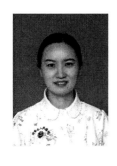

丁玉华:本科,副主任护师,河南省脑血管病医院脑心健康管理师专干、三级健康管理师。学术任职有河南省脑血管病专科联盟护理专业委员会常务委员、秘书、河南省卒中学会护理青年委员会常务委员、河南省卒中学会健康管理分会常务委员。发表核心期刊论文6篇。2020年获得"全国优秀健康管理师三等奖"荣誉称号、2022年获得"河南省人民医院十佳通讯员"荣誉称号、2023年获得"全国脑卒中健康管理先进个人"荣誉称号、2019年至2023年在全国会议、省级、市级、院级健康科普大赛中荣获一等奖四次、二等奖四次、三等奖两次、优秀奖一次。

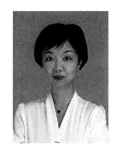

许 珺:副主任护师,河南省人民医院神经内科护士长,河南省人民医院护理健康科普学组长。中华护理学会社区护理专业委员会专家库成员,中国抗癫痫协会护理专委会委员,中国抗癫痫协会病友工作委员会委员,河南省抗癫痫协会委员。从事临床护理工作28年,擅长神经内科相关疾病护理,热心从事健康科普传播。

作者名单

总主编 冯英璞

主　编 丁玉华　许　珺

副主编 张桂芳　杨孟丽　许　健

编　者 张凤平　丁艳萍　王秋芳　魏晓艳

王　艳　仝其娅　叶松岩　马　瑶

王利平　李伟丽　王婷婷　乔丽娜

刘巧灵　沈伟伟　王丞迪　朱新兰

赵燕燕　白　兵

序 言

在快节奏的现代生活中，健康已成为人们日益关注的焦点。随着医疗技术的不断进步和健康观念的深入人心，健康管理这一领域逐渐从幕后走到了台前，成为维护个人与群体健康、提升生活质量的重要力量。健康管理师，作为这一新兴职业的代表，正以其专业的知识和技能，在促进健康、预防疾病、改善健康状况方面发挥着不可替代的作用。本书旨在通过一系列真实、生动、具有代表性的健康管理师工作案例，展现健康管理师在日常生活和工作中的实际应用与成效，为读者提供一个深入了解健康管理师职业、学习健康管理知识的窗口。

本书汇集了河南省脑血管病医院 19 个病区护理健康管理师团队的辛勤成果。这 19 个临床健康管理案例，不仅是对专业技能的展示，更是对人文关怀的深刻诠释。每个案例背后，都是一个家庭与医院之间的故事，展现了医护人员与患者及其家属之间的情感纽带和共同努力。这些案例涵盖了从营养指导、运动规划、心理健康干预到慢性病管理等多个方面，每一个案例都凝聚着健康管理师的专业智慧与人文关怀。

同时，这些案例也反映了健康管理师在工作中所面临的挑战与困境，以及他们如何通过不断学习、创新和实践，不断提升自身的专业素养和服务能力。这些经验与教训，对于广大健康管理从业者、相关领域的学者以及关注健康管理的普通读者来说，都具有极高的参考价值和借鉴意义。无论是对于想要从事健康管理职业的人士，还是对于希望提升自身健康管理水平、改善健康状况的个人来说，本书都是一本不可多得的实用指南。

在这个追求健康、崇尚科学的时代，我们相信《脑心健康管理师管理案例荟萃》一书的出版，将为推动健康管理事业的发展、提升全民健康素养水平贡献一份力量。让我们携手共进，共同迎接一个更加健康、美好的未来！

2024 年 6 月

前　言

在这个瞬息万变的时代,健康已成为我们生活中最为宝贵的财富之一,随着我国"十四五"规划的推进,健康中国战略被赋予了新的使命与责任。《脑心健康管理师管理案例荟萃》一书,正是基于这一理念而编撰。本书积极响应国家战略号召,致力于展现如何通过精准的健康管理服务,有效提升患者的生活质量,减轻社会医疗负担。它不仅是一本记录了河南省脑血管病医院脑血管科、神经内科、神经外科以及神经重症护理健康管理师团队卓越工作的图书,更是一次深入探讨健康与生命的共鸣。

本书中呈现了 19 个生动鲜活的故事,它们源自于 19 个不同的家庭,却共同经历着疾病的折磨。每一个案例都由专业的健康管理师精心撰写,他们深入病房,细致观察每一位患者的病情,不仅关注患者的生理恢复,更注重心理支持与家庭关怀。通过康复指导、药物管理、生活习惯调整等一系列综合措施帮助患者及其家人逐步建立起科学的生活方式,从而有效控制疾病进展,提高生活质量。

本书的独特之处在于,它不仅仅是一份临床报告的集合,更是对人性温暖和生命力量的真实写照。每一位健康管理师都以极高的专业素养、极大的耐心与爱心,倾听患者的声音,理解他们的需求,并以此为基础制订出个性化的健康管理方案。这种以人为本的服务模式,不仅促进了患者的康复进程,更为无数家庭带来了希望与光明,

本书编写得到了河南省人民医院河南省脑血管病医院总护士长冯英璞的大力支持和精心指导,团队成员怀揣共同梦想,经过不懈努力、反复修改,认真用眼睛去注视、用耳朵去倾听、用专业去评估,在许许多多的感人事例和难忘的瞬间中,摘取最亮的那颗星星,呈现出一篇篇令人感动的美文。我们希望通过这些真实案例的分享,能够让更多人意识到健康的重要性,理解到预防胜于治疗的道理。同时,也希望能够激发社会各界对于脑血管疾病的关注和理解,做到防范于未然,使更多人认识到拥有健康的幸福。更希望通过我们健康管理师的共同努力,让医院在世人的眼中变得不同,回首眺望时留下的不再是机械、冰冷,往昔时光充满柔情,使患者和家属用真诚、信任的眼光去看待,拉近彼此之间的距离,真正做到健康所系、性命相托!对本书存在的不足之处,衷心希望广大读者提出宝贵意见!

编　者

2024 年 6 月

目　录

第一篇　脑血管疾病篇

案例 1　盯　守 ………………………………………………………… 003
　一、初识 ………………………………………………………… 003
　二、熟悉 ………………………………………………………… 005
　三、宣教 ………………………………………………………… 006
　四、突变 ………………………………………………………… 009
　五、出院 ………………………………………………………… 010
　六、回访 ………………………………………………………… 011
　七、家访 ………………………………………………………… 012
　八、尾声 ………………………………………………………… 013
案例 2　一家五口的爱与重生 ………………………………………… 014
　一、初识 ………………………………………………………… 014
　二、熟悉 ………………………………………………………… 015
　三、宣教 ………………………………………………………… 016
　四、出院指导 …………………………………………………… 020
　五、尾声 ………………………………………………………… 020
案例 3　您的健康　我来守护 ………………………………………… 022
　一、初识 ………………………………………………………… 022
　二、保障营养 …………………………………………………… 023
　三、心理变化 …………………………………………………… 024
　四、康复锻炼 …………………………………………………… 025
　五、出院 ………………………………………………………… 026
　六、院后随访 …………………………………………………… 027
　七、复诊 ………………………………………………………… 028

案例4　心若向阳,必会温暖人间 ⋯⋯⋯⋯⋯⋯⋯⋯⋯⋯⋯⋯⋯⋯⋯⋯⋯ 030

一、相识(患者入院) ⋯⋯⋯⋯⋯⋯⋯⋯⋯⋯⋯⋯⋯⋯⋯⋯⋯⋯⋯⋯⋯ 030

二、相知(了解患者情况) ⋯⋯⋯⋯⋯⋯⋯⋯⋯⋯⋯⋯⋯⋯⋯⋯⋯⋯⋯⋯ 030

三、相伴(宣教) ⋯⋯⋯⋯⋯⋯⋯⋯⋯⋯⋯⋯⋯⋯⋯⋯⋯⋯⋯⋯⋯⋯⋯ 031

四、相守 ⋯⋯⋯⋯⋯⋯⋯⋯⋯⋯⋯⋯⋯⋯⋯⋯⋯⋯⋯⋯⋯⋯⋯⋯⋯⋯⋯ 032

五、相伴(出院随访) ⋯⋯⋯⋯⋯⋯⋯⋯⋯⋯⋯⋯⋯⋯⋯⋯⋯⋯⋯⋯⋯⋯ 035

六、尾声 ⋯⋯⋯⋯⋯⋯⋯⋯⋯⋯⋯⋯⋯⋯⋯⋯⋯⋯⋯⋯⋯⋯⋯⋯⋯⋯⋯ 036

案例5　此"瘤"非彼"瘤" ⋯⋯⋯⋯⋯⋯⋯⋯⋯⋯⋯⋯⋯⋯⋯⋯⋯⋯⋯⋯⋯ 038

一、初识 ⋯⋯⋯⋯⋯⋯⋯⋯⋯⋯⋯⋯⋯⋯⋯⋯⋯⋯⋯⋯⋯⋯⋯⋯⋯⋯⋯ 038

二、初次评估与宣教 ⋯⋯⋯⋯⋯⋯⋯⋯⋯⋯⋯⋯⋯⋯⋯⋯⋯⋯⋯⋯⋯⋯ 039

三、再次评估与宣教 ⋯⋯⋯⋯⋯⋯⋯⋯⋯⋯⋯⋯⋯⋯⋯⋯⋯⋯⋯⋯⋯⋯ 042

四、出院 ⋯⋯⋯⋯⋯⋯⋯⋯⋯⋯⋯⋯⋯⋯⋯⋯⋯⋯⋯⋯⋯⋯⋯⋯⋯⋯⋯ 043

五、回访 ⋯⋯⋯⋯⋯⋯⋯⋯⋯⋯⋯⋯⋯⋯⋯⋯⋯⋯⋯⋯⋯⋯⋯⋯⋯⋯⋯ 044

第二篇　神经外科疾病篇

案例6　让微笑留下　把肿瘤带走 ⋯⋯⋯⋯⋯⋯⋯⋯⋯⋯⋯⋯⋯⋯⋯⋯⋯ 049

一、初识(患儿入院) ⋯⋯⋯⋯⋯⋯⋯⋯⋯⋯⋯⋯⋯⋯⋯⋯⋯⋯⋯⋯⋯ 049

二、相知 ⋯⋯⋯⋯⋯⋯⋯⋯⋯⋯⋯⋯⋯⋯⋯⋯⋯⋯⋯⋯⋯⋯⋯⋯⋯⋯⋯ 050

三、宣教 ⋯⋯⋯⋯⋯⋯⋯⋯⋯⋯⋯⋯⋯⋯⋯⋯⋯⋯⋯⋯⋯⋯⋯⋯⋯⋯⋯ 052

四、相守 ⋯⋯⋯⋯⋯⋯⋯⋯⋯⋯⋯⋯⋯⋯⋯⋯⋯⋯⋯⋯⋯⋯⋯⋯⋯⋯⋯ 053

五、回访 ⋯⋯⋯⋯⋯⋯⋯⋯⋯⋯⋯⋯⋯⋯⋯⋯⋯⋯⋯⋯⋯⋯⋯⋯⋯⋯⋯ 054

案例7　你笑起来真美 ⋯⋯⋯⋯⋯⋯⋯⋯⋯⋯⋯⋯⋯⋯⋯⋯⋯⋯⋯⋯⋯⋯ 055

一、初识 ⋯⋯⋯⋯⋯⋯⋯⋯⋯⋯⋯⋯⋯⋯⋯⋯⋯⋯⋯⋯⋯⋯⋯⋯⋯⋯⋯ 055

二、熟悉 ⋯⋯⋯⋯⋯⋯⋯⋯⋯⋯⋯⋯⋯⋯⋯⋯⋯⋯⋯⋯⋯⋯⋯⋯⋯⋯⋯ 056

三、宣教 ⋯⋯⋯⋯⋯⋯⋯⋯⋯⋯⋯⋯⋯⋯⋯⋯⋯⋯⋯⋯⋯⋯⋯⋯⋯⋯⋯ 058

四、随访 ⋯⋯⋯⋯⋯⋯⋯⋯⋯⋯⋯⋯⋯⋯⋯⋯⋯⋯⋯⋯⋯⋯⋯⋯⋯⋯⋯ 060

案例8　用爱　守护古稀老人的夕阳红 ⋯⋯⋯⋯⋯⋯⋯⋯⋯⋯⋯⋯⋯⋯⋯ 062

一、相识 ⋯⋯⋯⋯⋯⋯⋯⋯⋯⋯⋯⋯⋯⋯⋯⋯⋯⋯⋯⋯⋯⋯⋯⋯⋯⋯⋯ 062

二、相知 ⋯⋯⋯⋯⋯⋯⋯⋯⋯⋯⋯⋯⋯⋯⋯⋯⋯⋯⋯⋯⋯⋯⋯⋯⋯⋯⋯ 063

三、相伴 ⋯⋯⋯⋯⋯⋯⋯⋯⋯⋯⋯⋯⋯⋯⋯⋯⋯⋯⋯⋯⋯⋯⋯⋯⋯⋯⋯ 065

四、相守 ⋯⋯⋯⋯⋯⋯⋯⋯⋯⋯⋯⋯⋯⋯⋯⋯⋯⋯⋯⋯⋯⋯⋯⋯⋯⋯⋯ 066

五、相伴(出院随访) ⋯⋯⋯⋯⋯⋯⋯⋯⋯⋯⋯⋯⋯⋯⋯⋯⋯⋯⋯⋯⋯⋯ 067

六、尾声 ⋯⋯⋯⋯⋯⋯⋯⋯⋯⋯⋯⋯⋯⋯⋯⋯⋯⋯⋯⋯⋯⋯⋯⋯⋯⋯⋯ 068

案例 9 从一封感谢信说起 ···································· 069

　　一、缘由(一封感谢信) ································ 069

　　二、初识(初次了解) ································ 069

　　三、再识(深入观察了解) ···························· 070

　　四、相伴(宣教) ···································· 071

　　五、相守(术后宣教) ································ 072

　　六、守护(一波三折) ································ 072

　　七、守望(出院宣教) ································ 073

　　八、再遇(复查相遇) ································ 073

　　九、互望(回访) ···································· 074

第三篇　神经内科疾病篇

案例 10 我与一位自身免疫性脑炎小朋友的缘分 ·········· 077

　　一、相遇 ·· 077

　　二、相识 ·· 078

　　三、相知 ·· 080

　　四、相伴 ·· 081

　　五、相守 ·· 082

　　六、尾声 ·· 083

　　七、感悟 ·· 084

案例 11 荆棘里的希望之花 ·························· 085

　　一、初识 ·· 085

　　二、熟悉 ·· 087

　　三、宣教 ·· 088

　　四、插曲 ·· 090

　　五、出院 ·· 092

　　六、回访 ·· 093

案例 12 我的微笑陪伴你的康复 ···················· 094

　　一、初识 ·· 094

　　二、突变 ·· 094

　　三、病情好转 ·· 096

　　四、出院宣教 ·· 098

　　五、随访 ·· 099

　　六、尾声 ·· 099

案例 13　重生的折翼天使 ……………………………………………… 101

　一、患者第一次入院 ……………………………………………… 101

　二、患者第二次入院 ……………………………………………… 107

案例 14　抗"病"路上　与您"酮"行 …………………………… 110

　一、初识 ………………………………………………………… 110

　二、相知 ………………………………………………………… 110

　三、相伴 ………………………………………………………… 111

　四、相守 ………………………………………………………… 112

　五、开启生酮饮食治疗 ………………………………………… 115

　六、出院随访及复查 …………………………………………… 117

案例 15　不幸之幸 ……………………………………………… 118

　一、初次相见 …………………………………………………… 118

　二、打开心扉 …………………………………………………… 118

　三、愈后 ………………………………………………………… 119

　四、小欢的心理历程 …………………………………………… 120

　五、父母之感 …………………………………………………… 121

　六、尾声 ………………………………………………………… 122

案例 16　相识的 365 天 ………………………………………… 123

　一、第一次入院 ………………………………………………… 123

　二、第二次入院 ………………………………………………… 127

案例 17　与你同行的 365 天 …………………………………… 131

第四篇　神经重症疾病篇

案例 18　吕叔叔的"健康"那些事 …………………………… 139

　一、相遇 ………………………………………………………… 139

　二、相识 ………………………………………………………… 139

　三、相知 ………………………………………………………… 139

　四、相伴 ………………………………………………………… 141

　五、相守 ………………………………………………………… 143

　六、尾声 ………………………………………………………… 145

案例 19　飞来横祸突袭花季少女大爱护持铸就生命奇迹 …… 146

　一、相识相知 …………………………………………………… 146

　二、相伴相守 …………………………………………………… 148

　三、尾声 ………………………………………………………… 151

第一篇

脑血管疾病篇

案例 1 盯 守

脑卒中(俗称中风,包括脑梗死和脑出血)是一种急性脑血管病,具有发病率、致残率、死亡率和复发率高的特点。据世界卫生组织统计,全世界每 6 个人中就有 1 个人可能罹患脑卒中,每 6 秒钟就有 1 个人死于脑卒中,每 6 秒就有 1 个人因脑卒中而永久致残。

在我国,脑卒中已成为居民第一位死亡原因,是人民群众生命健康的第一杀手。它正悄无声息地传递给全社会一项重要共识——脑卒中已成为威胁人类生命、健康和生活质量的灾难。关注脑卒中,立即行动!

一、初识

河南省作为人口大省,又是脑卒中疾病的高发地,年发病率为 326 人/10 万,全国第 7 次人口普查显示,河南省常住人口共 9 936.6 万人,以此推算,每年新增的患者约为 32 万人。河南省人民医院作为全国最早的"国家示范卒中中心""国家卒中中心培训基地""国家卫生计生委脑卒中筛查与防治基地",其有责任、有义务为提高全省居民的脑卒中知识健康素养贡献一份力,所以,医院高级卒中中心一直在筹划拍摄一部关于脑卒中疾病危害、早期识别及应对措施的宣传片。

那是 2017 年 5 月的一天,脑卒中宣传片在前期紧张细致的筹备后开拍了,各种素材的采集、疾病知识的讲解、识别标识的应用,相关工作人员都在不停地忙碌着。在录到急救途径环节时,120 急救车、移动 CT 脑卒中救护车都得到了很好的展示,有工作人员感慨道:"现在急救车都这么强大了!CT 在车上都能做,溶栓药直接都能用到,真是太先进了!"我笑了笑:"是呀! 医学技术的发展,都是和科技的发展息息相关的。城市化进程越快,人口就越多,道路交通就不会太好,移动 CT 脑卒中救护车就是抓住了路上的时间,尽最大可能挽救患者脑部的损伤。河南省人民医院才签署了'中国紧急救援河南航空救援基地'的协议,以后我们不仅要把握道路上的时间,还要争取空中的时间呢!""是吗? 正式使用了吗?"

"正式投入使用了,这样省内各地县市的紧急患者或者疑难杂症患者都能通过 96195 互联智慧分级诊疗体系转过来了。""啊! 太好了! 正好拍到我们宣传片里吧? 这么好的途径应该让更多的人知道呀！""我早就想到了，可是直升机不能随意调动，没办法了。"啊！周围顿时响起一片惋惜之声。

准备回护士站整理用物，突然一阵急促的电话铃声吸引了我的注意力，"你好！这里是96195，动脉瘤破裂患者、女性、空中转运已经在途中，大约20分钟后到，准备接机。""收到！"我一边召集医护人员准备所需物品，一边喊住还未完全散去的拍摄人员，大家虽然庆幸有了这次难得的拍摄机会，但也不禁暗暗替这位患者担心。

"患者神志模糊，现在急诊上台，随后转入病房，准备床位！""好！"迅速放下手里的一切，查找适合床位，心电监护、吸氧装置、吸痰装置、微量泵等物品放置备用位。病情就是命令！

两小时后，随着一阵杂乱的脚步声，多位医护人员神情冷峻地护送着一辆平车进入了病区大门，平车上是双目紧闭的患者，平车后是满脸担忧的家属，平车上左右贯穿的各色线路与导管，平车后家属手中领着各类住院用品，无不显示着患者疾病的严重性。又是一阵兵荒马乱的交接，患者卧床、液体安置、泵液走速、皮肤完整、神志评估，从头到脚，事无巨细，在交接单上签字后，导管室工作人员离开，我才有时间细问患者情况。

家属是位老年大叔，个头不高、皮肤黝黑，脸颊处不停往下淌着汗，说话声音略显颤抖，担忧恐惧之情溢于言表。在反复询问中得知：患者武某，女，55岁，务农。"等等大叔，您今年多大？""我58了。"哦！可是看着比实际老好多呀！我在心里嘀咕道。大叔仿佛看出了什么，腼腆地说道："俺们农村人，天天田间地头，风吹日晒的，看着显老。"我看着这样朴实的大叔，内心不禁有些动容，"大叔，您接着说"。

阿姨既往高血压15年，最高时达到180/100毫米汞柱，目前口服寿比山片控制血压，但未规律服药。两天前无明显诱因出现剧烈头痛，意识不清，恶心，呕吐一次，呈喷射状，尿失禁，无抽搐。被当地120接往县人民医院救治。行头颅CT检查后提示：蛛网膜下腔出血。CTA提示：双侧颈内动脉后交通段动脉瘤。当地医院给予营养神经、防止脑血管痉挛、脱水等对症治疗后，患者逐渐清醒。

我听到这里，有些疑惑地说："这不是很好嘛？""是呀！俺们也是这样想的，全家都很高兴嘞！"大叔苦笑了一下，接着说："医生说了，俺家里得的是左右都有、形状还不好说的分好多叉的动脉上的瘤子，在当地医院属于头一回见，医院联系了好多专家都来看了。""您说的意思是：双侧不规则多囊性动脉瘤吧？""是是是，就是这个名。俺没文化，也记不住。今天早上，突然病情就重了，怎么叫都叫不醒，医生说这叫昏迷，还拿了张病危通知书让我签字。"大叔的声音越发颤抖了，眼角含着泪，脸上的皱纹仿佛又深了许多。说到这里，大叔脸上露出了略显欣慰的笑容，"还好，老家医院和你们医院是协作单位，听说是先发来了病历，你们医院又派了医疗飞机来接我们，这才到的。我们还没下飞机，就看见好多医生护士在等着我们，真是一分钟都没耽误，没想到，这辈子还能坐上专机，这要不是看病就好了！"

很快,在完善病史的同时,也完善了患者的体格检查。目前处于术后麻醉状态,作为病区健康管理师,我迅速意识到现在需要解决的问题有两方面。首先,患者方面,根据病情给予一级护理;鼻饲管流食;留陪两人;观察患者生命体征变化(包括体温、呼吸、脉搏、血氧饱和度、血压)用药以及管路;通知营养科制订营养餐;皮肤护理2小时翻身1次,按摩受压处皮肤;良肢位摆放;急诊术后穿刺点皮肤观察、足背动脉搏动观察、穿刺侧肢体皮温观察等。其次,家属方面,对患者疾病现状的担忧,对疾病进一步发展的恐惧。

两方面同时着手,患者目前的病情较重,各班着重观察病情变化;面向家属尽量用通俗易懂的语言解释,了解治疗进展。

在完成班次交接的其他工作后,已离武阿姨的病房较远,回望病房门口彷徨徘徊的大叔,不断进出的医生护士,不由得心中感叹。脑卒中疾病已经连续十几年成为我国居民第一位死亡原因,而脑出血的致死率、致残率相当高。如果武阿姨在脑出血之前先发现了动脉瘤的存在,如果阿姨平时就知道高血压的危害,能很好地控制血压,是不是就不会是我今天看到的这一幕了。这世间最容易说出口的就是"早知道",最难得的就是"想当年",但愿经此一役,武阿姨可以渡过难关,大叔可以一家团圆!

二、熟悉

再次见到大叔,是在第2天早上交班时,一进入武阿姨的病房,就看见他笑意盈盈地拿着碗,一勺一勺地喂阿姨喝粥,黑黑的脸庞上,眉间的褶皱里,高兴的劲都快盛不下了。这时候的武阿姨完全不见昨天的样子,靠在摇高的床头上,腰后面垫着软枕,枕头旁边放着擦嘴毛巾,怎么看都像一个享福的"地主婆"。

"阿姨,您好!我是您的健康管理师小周。"阿姨转头看向我,还有些苍白的脸庞上挂着笑意,"小周好!"声音清晰,但明显底气不足。大叔说话了:"小周,你上班了?俺老伴昨天傍晚就醒了!""那是阿姨的麻醉劲过去了。有没有不舒服的地方呢?"我说着话就走到了阿姨的床前,查看穿刺点、下肢的皮温和足背动脉搏动情况。"我觉得还可以,头上不痛不痒的,没事。就是腿上缠的胶布是不是太紧了?"大叔赶忙接话道:"缠的紧肯定有缠的紧的道理,快别这么问了。""没事的,大叔!阿姨,您昨天做的手术是微创,它不同于原来手术开个刀口,现在只需要打个小孔把导丝送进去就可以看清楚血管里面的情况了,而这个小孔和您手上这个留置针孔差不多大。"阿姨惊呼道:"这么小吗?"我笑着对阿姨说:"是的。您想想是小孔好得快?还是刀口好得快呀?""那还用说,肯定是小的好得快呀!""虽然这个孔小,但是它打在动脉上。您摸,就是跳动的这种血管。血管里不停地流动着血液,把氧气和营养物质送到全身各处,所以压力是很大的。您说!这不压紧点能行吗?"这时阿姨已经笑不可支了,"是、是,这可得压紧点。不然,就像村里新打的井,不全都呲出来吗?""阿姨,您这个比喻真有意思,太妙了!我给你点个赞!哈哈!"我们3人笑做了一团。"还有这个胶布叫3M胶带,和咱们平时家里用的那些不一样。您看,这个弹性更大,压得也就更紧。所以您觉得不舒服,都是正常的。"

大叔好像松了口气,轻拍阿姨的肩膀说道:"你看,我不让你问吧?人家医生这么做,肯定有道理。"阿姨一边拍掉大叔的手一边说道:"我这不是难受,忍不住嘛。""没事大叔,有疑问就问。胶布还有半个小时就该去掉了。您可以先用温水把这4个角打湿,一会儿揭的时候不会粘着揭不掉。"说着掀开被角,指着告诉大叔。"哪呢哪呢?小周,给我说吧?我们家老头子就没伺候过人,哪会呀!"大叔"挤眉弄眼"地给阿姨使眼色,"我会,谁说我不会了?""阿姨,我看大叔挺会照顾呀!我刚刚进病房的时候,看他把您伺候得跟地主婆似的。"阿姨笑得前仰后合。"我哪有那命!原来在家里活都是我干的,他只管地里,我这不是躺倒了嘛,他不干谁干?他干得好也是我指挥得好。"大叔羞红了脸"是是是,都是你的功劳!"床旁交班工作就在这样的欢声笑语中度过了。

接下来的几天里,武阿姨的身体不断地恢复,各项检查也在有条不紊地进行中,我在各种宣教和查房的不断接触中也越来越了解这对朴实的老夫妻。一辈子都在和黄土打交道的夫妻俩,勤勤恳恳劳碌半生,不但撑起来一个家,还把子女培养成才,过着最普通也是最平凡的日子,两人早已是细水长流、岁月依旧。但是夫妻俩一直秉持着勤俭持家的传统,体现在生活中的方方面面,包括在无意间查出血压高,村医建议查查原因,适当用药,两人也不在意。觉得血压高也没什么,不影响吃、不影响喝,更不影响干活,花那个钱干嘛?所以一直拖到发病前,才有了今天的故事。

三、宣教

再见到武阿姨时,是在病区的走廊上,她穿着红白条纹的病号服,脸上浮现着不耐烦的神情,一只手轻扶着栏杆,另一只手一直在推着递过来的外罩,已经能够下床走路。"你穿着吧?早上还是有点凉。""俺不冷。这都几月了,怎么会冷呢?""可是你都好几天没出过病房门了,猛一出来不得冷呀?""我不穿。不想穿!"

"阿姨,大叔,出来走走呀?""小周,你来了。这不,早上吃过早饭,你阿姨听说晚会才能打针,非要出来。"我笑着看着他们说道:"走走是可以的,老窝在房间里也不好。可你们怎么为一件衣服争起来了呢?"大叔嘴都张开了,还没发出声音,就被阿姨抢先了:"小周,你说,这都几月了,非要我穿外罩,可我一点都不冷呀。""可是你这段时间一直在床上躺着,猛的起来,我怕你冻着。"大叔焦急地解释着,一边是对阿姨,一边又希望我能站在他这边。我马上心领神会地说道:"阿姨,大叔说的有道理,你在单一的环境下呆久了,换个环境是需要适应的。况且你的病才刚有起色,身体抵抗力较差,是要穿的比正常厚些,看大叔多关心你呀!""我知道、我知道。他这不是有点啰嗦嘛。"阿姨说着,接过大叔手里的衣服,随意地披在肩上,不好意思地笑了。"大叔,阿姨现在的病一定要情绪稳定,不能生气、不能突然高兴或者突然伤心,因为情绪的变化就会带动血压的变化,影响病情恢复的。"大叔赶紧说道:"是、是、是,我哪敢惹她呀?她现在就跟老佛爷似的。"听到这话,阿姨也不好意思地笑了。

这时,我的视线落在了阿姨的脚上。那是一双红色的塑料拖鞋,边缘都已磨损起毛,看不出原来的图案,中间还有隐隐断裂的迹象,看来有些年头了。大叔看我盯着阿姨脚上的拖鞋,不解地问:"怎么了小周? 这鞋旧是旧了点,但是质量还是挺好的,还能穿。"我笑着看向大叔:"是的,这鞋本身没问题。有问题的是,阿姨不应该出来走路的时候穿。""阿姨,大叔,咱们去前面的护士站,坐在那里我好好给你们讲一讲,好嘛?""当然好呀!走!"他俩异口同声地说道。

我们一同坐定后,我就向阿姨说"拖鞋适合短暂下床活动时穿着,因为它需要后脚跟带动往前,但是练习走路时,因为疾病的原因,往往脚上的力气不足,后脚跟抬得高度不够,就可能会因此而摔倒,这不是伤上加伤吗? 所以在练习走路时,适合穿着平底软鞋,把脚防滑,比如布鞋、防滑鞋、轻薄运动鞋等。当然,还有别的注意事项。第一,阿姨有短暂卧床史,血管运动中枢功能减低,腿脚欠灵活,因此,在活动时,每个动作后可暂停片刻,防止眩晕和不稳定;在睡醒后不宜立即起床,应在床上躺半分钟,然后坐起半分钟,再双腿下垂半分钟,坚持这3个'半分钟'可有效防止许多致命性意外事故发生。第二,锻炼身体时,最好选择平整的路面,在平坦开阔的地方做适当的运动,另外不要去不熟悉的地方。选择身体状况良好的时候出行锻炼,不要强求自己。一旦感觉身体不适,就要停止锻炼,并且最好有家人陪伴。因为因各种病变可能出现反应迟钝、晕厥、肢体无力等症状,从而摔倒。因此要极力避免这种情况的发生,万一出现头晕目眩、站立不稳时,旁边也好有人扶一把。第三,屋里不应有已经不稳固的家具,如开始摇摆晃动的椅子。屋里的家具或其他东西的摆放以不妨碍老人走路为宜。在老人经常需要走过的地方,清除电线和电话线之类的绊脚物。厕所最好安装把手,选择坐厕而不是蹲厕,起身要缓慢。"

我在给二位讲解时,大叔一直点头,还准备用纸笔记下来,我笑着拦住了他,"大叔,您真用心! 我把注意事项呀,都写在这里了,您可以带走,不用记!""哦! 好的,好的。小周,你想得真周到!"大叔高兴地说道。阿姨也在旁边笑容满面,不住地点头。

"阿姨这次的生病和高血压有很大的关系,我们今天就来好好聊一聊,好吗?""那敢情好。"大叔、武阿姨异口同声道。"阿姨,您在这次生病之前知道有高血压吗?"阿姨思索了一下:"嗯,俺村里有次义诊,我量了血压,有点高,当时我记在心里了,又连着去村卫生室量了几次,都高,村医就说让我吃药,我还真买了一瓶回去。这一开始也按时吃了,慢慢的,我发现这高血压吧,也没啥。不耽误吃、不耽误喝的,村医说可能会头晕,但我从来没晕过!""是呀! 是呀! 她一次也没有晕过,一开始俺还提醒她吃药,后来就不在意了。"说到这里,大叔有些不好意思。"大叔,阿姨,我来给你们讲一讲高血压和这次疾病之间的关系吧。"

"阿姨这次的病因是双侧不规则多囊性动脉瘤,基础病是高血压。先从动脉瘤说起,它是由于动脉壁的病变或损伤,形成动脉壁局限性或弥漫性扩张或膨出的表现,以膨胀性、搏动性肿块为主要表现,可以发生在动脉系统的任何部位,而以肢体主干动脉、主动脉和颈动脉较为常见。打个比方,就是我们骑的自行车,车胎上鼓了个包,如果这个包不在自行车的车轴上,不用不停地碾压,它也不影响什么。但是鼓在车胎上,是不是就把车胎壁撑薄了呀? 在车胎里的气压不断加大时,会不会'砰'的一声,爆胎了呀? 单纯的动脉瘤如果发现早,可以根据大小和位置,决定手术或保守治疗,往往预后较好,没有后遗症。但因为大多数动脉瘤没有症状,一般是在体检或是相关检查中才能发现。还有一种就是叠加其他疾病,出现了相应症状,往往较重,送医治疗才被发现。就像武阿姨这样。而且这个车胎就相当于我们的血管,里面不断加压的气体就相当于血管里的血压,血压的不断升高或者一会高一会低的,血管壁上撑薄的包是不是就更容易破呢? 这就牵出了阿姨一直没有控制的原发疾病高血压。"

　　血压是指血液在血管内流动,对血管壁所产生的压力。高血压,顾名思义,就是压力高了,导致血液在血管内横冲直撞的,慢慢对心脏、大脑或者肾等器官产生了损害。高血压是最常见的慢性病,也是心脑血管病最主要的危险因素。在我国,每 3 位成年人当中就有 1 人患有高血压。大约 60% 的高血压患者有家族史。再加上精神紧张、激动、焦虑,受噪声或不良视觉刺激,膳食结构不合理,如食用过多的钠盐、低钾饮食、大量饮酒、摄入过多的饱和脂肪酸均可使血压升高。还有吸烟、动脉粥样硬化、某些药物或特殊疾病等因素也会引起高血压。临床上高血压可分为两类:原发性高血压和继发性高血压。武阿姨的高血压经过这几天的检查,确定为原发性高血压。不同患者高血压管理的目标不同,医生面对患者时在参考标准的基础上,根据其具体情况判断该患者最合适的血压范围,采用针对性的治疗措施。从改善生活方式入手,推荐使用 24 小时长效降压药物控制血压。而且高血压还会引起头晕、头痛、颈项板紧、疲劳、心悸等。严重的还会导致心、脑、肾等器官的损害和病变,如脑卒中、心肌梗死、肾衰竭等。

　　在阿姨和大叔,你一言我一语的聊天中,我发现他们虽然文化程度不高,但是对疾病的理解能力还是相当好的,中间有不到位的地方,我适当提醒和补充,就能达到比较完善的程度,可见其用心。"小周,你看我们现在在医院,医生、护士一会儿一次的看,血压呢也是一会儿一次的量,那俺们以后回家了,不会量怎么办哪?"大叔有些担忧地问道。"大叔,您不用担心,我现在就教您电子血压的测量方法,在住院期间,您多练练,我保证您学会!""那敢情好!"

　　"您看测量前,先休息 15 分钟,以消除劳累或紧张因素对血压的影响。坐位或卧位都行,暴露右臂或左臂,将衣袖卷至肩部,袖口不可太紧,以免影响血流,衣着厚时应脱去一件,伸直肘部,手掌向上。然后,放平血压计,驱尽袖带内空气,平整无折地缠于上臂中部,松紧以能插入一指为宜。过紧可使测得的血压偏低;过松可使测得的血压偏高。按开始键,测完自动停止。记录测量的数值时,采用分数式,即收缩压/舒张压毫米汞柱。当口述血压数值时,应先读收缩压,后读舒张压。"

我边说边做,在阿姨的右臂上比划,大叔目不转睛,学得相当认真,时不时地冒出一两句疑问,还被阿姨接话,场面相当有意思。

在以后的查房中,我总能见到一个俯身面向病床的背影,一个躺在床上不停挑剔的侧影,你来我往、唇枪舌战,好不温馨,有时我都不忍去打扰,生怕破坏了这幅美好的景象。就在这"磕磕绊绊"中,大叔终于不负众望地学会了血压的测量和记录。

四、突变

一天中午,我照常去接班,刚走到病区门口,就看到好多医护人员穿梭在东走廊,在1床门口进进出出,神情紧张、面色凝重。咦!那不是武阿姨的病房吗?来重患者了?新来的重患者不是应该放在抢救间吗?突然,我有一种很不好的预感,顾不得换衣服,慌忙跑向那个方向。在门口拉住一位同事,"小刘,这里怎么了?""周老师,您来接班了。不过,这会儿没时间交,1床加重了!""啊?"

病房里,心电监护仪的滴滴声、氧气使用时的水泡声、护士准备药品的抽吸声和主任边观察患者病情变化、边吩咐后续事项的语音交杂在一起,在这一刻,时间仿佛凝固了!脑海里不由自主地回想起和阿姨刚见面时她说话的有气无力、走廊散步时倔强地不穿外套、监测血压时的爽朗笑声,病情一直在往好的方向发展,为什么突然间变成这样?

我在病房内外寻找着,寻找着那个可能会给我提供答案的身影。终于,在楼梯间我找到了他。大叔面向墙壁的一角,宽阔的后背佝偻着,颤抖着,尽管无声,但是极度压抑的悲痛蔓延在整个楼梯间。"大叔,这半天时间发生了什么?"他的声音颤抖又无力,"这几天恢复得挺好,早上主任查房也说明天就可以出院,回家慢慢康复了。老伴非常高兴,说大姐自她生病以来,一直想来看看,不如就让她来吧,她也很想她,我就答应了。没想到……没想到,见面的时候还挺好,俩人一直聊天到中午,结果大姐刚走,老伴就开始哭,说想起来好多原来的事,说着说着就突然头痛,然后我吓坏了,赶紧叫医生护士,然后就这样了……"听到这里,我心里那个不好的预见变成真的了。武阿姨这是二次出血了!动脉瘤破裂出血后在1周内发生再出血概率非常高,大概有15%,而且二次出血病情十分危急,患者神经功能障碍会明显加重。形成原因不明,压力过高、情绪波动、饮酒等都是诱发因素。"都怨我,要是我不答应,也没有这么多事了。""大叔,您也不想这样的。"我感觉,现在说什么都是那么的无力。"周老师,周老师,1床准备急诊手术了!""哦!马上来!"我和大叔闻声跑向了病房。

在今后的几天里,我听说武阿姨的二次出血手术很成功,术后转往ICU病房观察,大叔自然也跟着去了,没再见到。我在心里不禁替阿姨感到庆幸,暗暗祈祷以后能顺顺利利。

3天后,我在原来的病床见到了那张熟悉的面孔,只是病床上的面色苍白、病床旁的面色憔悴,"阿姨,你感觉怎么样了?""哎!小周呀!你说我这是什么事吗?""阿姨,您是情绪激动后血压升高,导致的血管动脉瘤二次出血。""哎!我这以后还会不会再出现这样的情况呀?太吓人了,这次真是捡了一条命呀!""阿姨,这次的情况是挺危险的,您以后需要多关注血压,注意规律生活,不要熬夜、生气;手术以后要定期复查手术部位,同时关注血管状态,如果一旦发生血管改变,要及时处理。这次虽然凶险,但是好歹结果是好的,也是提醒我们,以后要多多小心呀。"我发现大叔一直没说话,好像还没从惊吓中走出来,"大叔,您看现在阿姨的情况正往好的方向发展,您也不要太担心了!"阿姨接话道:"就是,事都出了,不要再想了。""我这不是后怕嘛?你要是出什么事,可怎么办呀?"说着说着,大叔的声音都有些许哭腔。我和阿姨赶忙安慰一番。看来,这次事情把大叔吓得不轻呀!

从那天以后,大叔照顾阿姨,更加地体贴入微、尽心尽力,生怕有一点闪失。科室的同事都戏称,大叔简直就是家属的典范,找老公的原型呀!大叔的心情也在阿姨病情的恢复和我们一天天的调侃中,慢慢变好。少年夫妻老来伴!相濡以沫、携手百年是多少人追求不到的梦想!

五、出院

终于,武阿姨迎来了出院的日子,一大早就看见老两口早早收拾好了东西,大包小包地放了满满一床!"阿姨,恭喜您今天出院了!""谢谢,谢谢妞!都是主任治得好!你们护士照顾得好呀!"短短两句话,阿姨和大叔的眼眶都红了,我理解他们的心情,病情危重、辗转求医、跨过重重考验,终于迎来了今天的好转出院!

给他们交代了一下出院结账和注意事项,"大叔,阿姨现在是病情好转,后面有长时间的康复的路要走,您的任务还很艰巨呀!"大叔腼腆一笑:"我知道,主任说的注意事项和妞你说的我都记住了,我知道以后还会很难,但是命保住了不就有希望吗?没事,我可以的。"这么朴实无华的语句,是我听过最动听的话了。"大叔,这几个重点的地方,我还是要再重复一遍。第一,定时测量血压,做好记录,便于复诊。第二,注意饮食。少盐,坚持用限盐勺,每人每天不高于5克。每天的蔬菜、水果不能少于半斤。少吃肥肉。第三,遵医嘱用药,切忌随意减量或停药。第四,坚持锻炼。阿姨的肢体活动还没有恢复到正常情况,需要每天锻炼,按照康复师的指导,不能松懈。第五,定时复诊,阿姨需要间隔6个月和12个月的时候来医院复诊,看看恢复情况和药物是否需要调整。中间我们在1个月和3个月的时候会电话询问。第六,保持心情愉悦,减少心理压力。阿姨现在虽没有完全恢复正常,但是达到生活自理还是可以的,请放宽心!回去之后的注意事项,都给您写下来,您照着做就行!"

"大叔,您拿好!这是我们病区的患者群二维码,您加一下,回去后有什么问题都可以在群里问我,我会及时回复的。阿姨的病情虽然已经稳定,但回家还需要继续康复,我们一起共同努力,让阿姨恢复得更好!"大叔笑逐颜开、眉毛、眼睛都快成一条线了,"好好、我一定照做! 妞,你们想的太周到了! 我都不知道说什么好了!""我们这是一次住院、全程负责! 以后给您打电话,您可要接哟! 哈哈!"

开开心心地送别老夫妻俩,既有不舍,又不想在医院这种地方重逢,但愿今后否极泰来,珍惜健康的身体。健康像棵树,多晒晒阳光,它会成长;多经历些风雨,它会坚强;偶尔松土施肥,它会苗壮。生病不用怕,用心呵护,定能重返健康!

六、回访

不知不觉间日子过得真快,当我拿起回访登记本看到今天的回访名单时,才意识到武阿姨竟然出院1个月了。看着白纸上的名字,我眼前浮现的是相见时大叔的焦急、阿姨醒来时大叔的喜悦、康复锻炼时阿姨的认真和出院时老两口的高兴,这段时间大叔和阿姨在微信群里竟然一个问题也没有? 不知道药有没有按时吃? 菜有没有按照要求做呢? 肢体活动恢复的怎么样了? 那我就来打电话问问吧。

电话铃声"嘟、嘟"地响着,紧接着就是一段彩铃音乐,呦! 这老太太还紧跟潮流呢! 一段音乐没放完,那边电话有人接起,"喂? 谁呀?""阿姨,是我,小周呀!"那边惊喜声响起:"啊! 小周? 是河南省人民医院的小周吗?""是的,是的。阿姨!"只听那边一阵电话抢夺之声,乒乒乓乓不绝于耳。

"妞!"对面响起了大叔的声音,看来是"胜利"了。"大叔,您好! 我打电话随访是想问问阿姨的恢复情况。""知道、知道,所以我才跟老伴抢电话来着,就怕她只挑好的说,该问的不问。"我不禁一笑:"大叔您先说,一会儿再让阿姨补充。"大叔迫不及待地开始了,"小周,我想问,这个吃的药里面,有两种开了两盒,一种开了一盒,现在已经吃完一个了,还需要再吃吗?""这个是需要继续吃的,您的医嘱上交代最少吃够半年,复查血常规后,才能决定是否减量或停药,另外两种是需要长期服用的,一种作用是抗血小板聚集,另外一种是降压药。而且这些药都不难买,基本上药房里都有。""好,那我就在县里买了。""还有这个吃饭,她的口重,我只要做的淡一点,就不乐意。我就拿住院时你说的话重复给她听,还有点效,但还是不高兴。""哦! 那这就阿姨的不对了,您详细地说一说。"在我听完大叔叙述的一周菜谱和部分做法后,请武阿姨接了电话。"阿姨,这就是您的不对了。大叔这么认真地照顾您,蒸、焖、炖、煮,真是十八般兵器都用上了,就是为了您能早点康复,您说,是不是得好好配合?"阿姨的声音小的像个做错事的孩子:"我知道呀,可是太淡了真的吃不下。我也知道老头子原来都是不会做这些的,现在一点一点都学会了。地里也顾不上去,还说来年要包出去,专心在家照顾我呢!"我一听,赶紧趁热打铁地劝说道:"是呀! 您都明白这个道理,就不用我说了吧? 您看这样行不行? 我让大叔酱油多放半勺,您适应适应,咱再减量?""那好吧!"语气当中有着三分不情愿,七分无奈。

我紧接着又询问了阿姨的肢体康复情况等其他问题,清楚了患者在按医嘱服药、定时锻炼、饮食不算很好但也有所改变、心情开朗,不禁略显安慰,我们在患者住院期间所做的健康教育和疾病知识普及是有效的,患者和家属不仅记得而且从心底里愿意照此执行,改变原来不良的饮食习惯和生活习惯,这非常不容易。这也从一方面证实了,我们的居民不是不愿意遵照健康的生活方式,而是不懂、不明白什么才是适合自己的健康生活方式,遇到不适应该怎么样判断、如何寻找最快的救护途径,所以我国脑卒中急救救治率低。国家针对脑卒中的危险因素,采取了有效的一级、二级、三级预防措施,可以避免大多数脑卒中的发生,控制已病患者的病情,降低脑卒中的发病率、致残率和死亡率。国家脑卒中筛查与防治工程就提出了"关口前移,重心下沉"的防治策略,并且建立完善的相关工作体系,普及适宜性技术,做到早发现、早干预,以期减少并发症的发生。减轻给患者及家庭带来的危害、给社会带来的沉重负担。

七、家访

我们卒中中心每年的"健康中原行,大医献爱心"活动就要开始了,中心所有的工作人员都在紧张地忙碌着。因为每次活动包含内容众多,有乡镇卫生院的卒中人员培训、村医的卒中工作筛查、名医讲课、脑卒中疾病义诊和进村入户的宣教和随访等,可谓品列繁多、百花齐放。我在整理家访名单时,心里就在想,一晃一年过去了,不知道武阿姨现在恢复得怎么样了?

就这样,一路颠簸,心情飘忽,直到我站在武阿姨家门口时,还有一种不真实的感觉。我紧了紧手里的家访包,敲了敲门,听到一阵脚步声由远及近,"谁呀?"是大叔的声音。"大叔,我是河南省人民医院的小周,和您有约的。""哈哈,是小周来了,快进来、进来。"说话间,大叔打开了大门,映入眼帘的是一个四方的院子,灰灰的院墙、干净的地面,正对着一排房子,中间的屋子门窗开着,从里面传出木头磕碰地面的声音。大叔指引着路:"快来屋里坐,我们都等着呢!"

走入屋内,宽敞的屋子窗明几净,武阿姨就站在中间,笑盈盈的望着我,"武阿姨,我河南省人民医院的小周,您还记得吗?""记得、记得,这会忘吗? 妞,来快坐。"我把家访包放在桌子上,打量起阿姨来,红色绣花的上衣、黑色暗纹的裤子,还是精练的短发,哎! 好像胖了哟! 最吸引我眼球的是她手里的拐杖。那是一把木质拐杖,看着又与外面买的不同,横竖的支撑更多,还多了一个坐垫。"阿姨,看来这一年的生活不错呀! 人看着胖了,最重要的是红光满面的,看着好精神呀!""是吗? 现在的日子是挺好的,整天啥活不干,还有人做饭,除了吃饭、睡觉,就是康复锻炼,跟养猪差不多喽! 哈哈哈!"阿姨说着话,眼角还瞥着大叔,眼睛里都泛着光。"我看就是不错,这不仅照顾得好,这工具也好,阿姨手里的拐杖,不是买的吧?"我故意看着在一旁憨厚大笑的大叔,"可不是,都是老头子做的,本来没想这么费劲,但是买的不是这里不好就是那里不行,家里一堆碎木头,干脆就自己做了! 你看我现在不用拐杖也能走了!""看看,大叔真能干! 您也很厉害嘛!"环顾四周,又看到墙角放着自制的走路扶架、吃饭时的桌上架,无一例外全是木质,连边角都打磨的很整齐,我不禁竖起了大拇指。

"小周,我准备等老伴再好一点,就带着她去旅游。年轻的时候没有时间,现在孩子们都大了,我们也该想想换个活法了。""大叔、阿姨,你们这样想就对了,只有你们心情好了,身体才能好;身体好了,儿女也少担心,不是嘛!""是呀、是呀。"……

阿姨得病是不幸的,但是又有如此贴心、能干的丈夫,又是多么的幸运!看着现在已经生活基本自理的阿姨,一切都离不开大叔的精心照顾。我国每年新发的脑卒中患者有350余万人,存活患者当中70%都失去了生活和工作的能力,此类疾病又有着很高的致残率,家属的照顾与陪伴和疾病的转归有着非常重要的关系。

八、尾声

近年来,随着脑卒中治疗技术的飞速发展及康复医学的早期介入,显著提高了脑卒中患者的生存率。但是,大多数患者出院之后都带着一定的残疾,需要继续康复。而对患者而言,住院期间的宣教是为了能够使患者了解所得疾病,知道危险因素所在,从而提高健康素养。出院之后的定期随访,是为了更加准确地了解患者出院之后的康复状况,并帮助他们解决现存的健康问题,减少复发率,提高生活质量,延长其生命。

因此,我们希望,通过健康管理师在临床工作中的介入,可以更好地进行科学合理和有针对性的健康干预,提高患者的自理能力和生存概率,有效地延缓疾病进展及防止并发症,实现覆盖全生命周期的健康管理!

案例 2 一家五口的爱与重生

一、初识

摩西在诗篇 90 篇里说过:"我们经过的日子,都在你的震惊之下。我们度尽的年岁,好像一声叹息。我们一生的年岁是七十岁,若是强壮可到八十岁,但其中所矜夸的不过是劳苦愁烦,转眼成空,我们便如飞而去。"

人生中的苦难,总是绵绵不绝。由始至终,以一种渗入骨髓的方式与人的生命共生着。

但人生来,有一个名为希望的生存本能。

希望有很多副产品,比如它会让人相信苦难的价值。因为如若苦难没有价值,那么为何我们要承受。

但现实是,我们不得不承受。

不知从什么时候开始,我们从小被告知这样一个道理,人生是美好的,充满希望的,我们要伸手去抓那个天上的星星。

这是来自这个世界的善意。

但当我们欣然领受后,才发现真相并非如此。这个世界的快乐是短暂的,大部分由苦难填充。

我们不觉得,有可能是我们被身边重要的人保护着。

今天故事的主人公一家,他们就被自己所爱之人守护着,摘到了自己生命天空的希望之星。

家中的男主人,是一位英俊潇洒并且积极坚强的汉子,15 年前他就曾经历过一次生活的重创,年纪轻轻的他突发脑梗死,一度使得他的右侧肢体活动无力,命运给他的未来蒙上了一层阴影。脆弱的人在面对命运的不公平时总是怨天尤人,选择坐以待毙;而坚强的人的选择,往往是与命运抗争。坚强的汉子没有被病情打败从而一蹶不振,他坚信他可以通过自己的努力,让以后的日子好起来,他不能接受这个病恹恹、无法掌控人生的自己。正如贝多芬所说,"我要扼住命运的咽喉,绝不让命运所压倒"。在他坚持不懈地努力下,经过长期的康复治疗,他的身体功能得到了极大的改善,可以做到生活自理,无须他人照顾,并且自力更生。

阳光总是会照在那些努力向上的人身上,坚强的男子在努力前行的同时,遇到了他生命的守护星,这个家庭的女主人——一位乐观积极且坚韧的漂亮女子。相遇相知相爱,春风化雨,共结连理。婚后,他们生活非常幸福,夫妻两人携手同心共同前行,日子越过越好,还生育了3个可爱漂亮的孩子,两个女孩一个男孩,一切都好像童话一样美好,美好到可以用一个完美的句点结束这个故事。

二、熟悉

可是厄运总是这么得猝不及防,不幸就在这个时候悄然而至。1年前,家中8岁的小女儿菲菲经常出现哭闹后引发全身无力的情况,起初家人并没有把这当回事,只是以为她哭闹得厉害消耗了太多的体力。可是后来这种情况发生得越来越频繁,细心的妈妈察觉到了异常,她敏锐地感觉到自己的孩子生病了。于是她立刻带着孩子前去当地医院做了详细的检查,检查结果孩子被诊断为"烟雾病",当地的医院给她解释说这是一种复杂的脑血管疾病,建议她带孩子去更好的医院治疗,并且越快越好。几经周折和打听,妈妈带着生病的小女儿找到了河南省人民医院脑血管病五病区的栗主任,当听到烟雾病可以被治愈的这个消息,她是既高兴又难过,高兴的是这不是不治之症,难过的是孩子还那么小,就要做开颅手术。

在询问病史的过程中,这位妈妈跟医生说起了孩子爸爸也曾患过脑血管疾病。鉴于烟雾病有一定比例的家族遗传性,细心的医生建议他们全家都去做一个磁共振检查,这一检查不要紧,结果发现孩子爸爸和大女儿萌萌同样患有烟雾病。这样的结果对这个家庭来说无疑是一个晴天霹雳,一度让妈妈失去了生活的意志,连续几天以泪洗面,她被残酷的现实打蒙了,找不到前行的方向,不知道何去何从。可是当她想到孩子还那么小,爱人还生着病,她现在就是全家的支柱,她不能倒下去,她擦干了自己的眼泪,再次走进了医生办公室,详细询问了各种问题,医生告知她,这个病不是绝症,现在的技术是可以治愈的,不要相信网上的各种信息。医生对于治疗的信心,点亮了这位妈妈心底的光,她毅然走出阴霾,放下了手中的工作,决定陪着小女儿菲菲和丈夫接受手术治疗。

作为一名健康管理师,每天巡视病房,为患者解答各种问题是我的工作,在与每位患者沟通的过程中,我了解到很多每个家庭可能存在的问题,根据每个家庭存在的问题制定出合理的方案,安排不同的人介入去帮助他们解决疑虑,从而配合治疗,康复出院。有一天在巡视病房的过程中,我发现这位妈妈在走廊上哭着打电话,作为健康管理师的我看到这样的情况,不免有点担心,于是上前询问她是怎么了。她告诉我,如果不是因为家人得了这个病,她可能一辈子都不会知道还有一种病叫做烟雾病,她对这个病的了解非常少,应该如何治疗也是知之甚少。现在家中两个她最亲的人要做开颅手术,她自己一个人压力有点大,她很担心预后,但又不得不接受手术,所以内心非常的担心焦虑。面对这样一位不安的家属，除了感同深受的同情，我更知道她紧张不安最根本的原因是对于烟雾病这个疾病本身的不了解，最能够帮助她的就是让她对这个病有个全面的了解，从而消除她内心深处的恐惧和担忧。于是我将她领到办公室，给她详细介绍了烟雾病的相关情况。

三、宣教

我告诉她烟雾病并不是粉尘、雾霾引起的疾病，更不是生活中照顾不周引发的，不要总把家人生病怪罪于自己。尤其是烟雾病的儿童患者，多数在哭闹或者大量活动出汗后出现症状，并且经过休息后就可以缓解，所以一般很少会引起家长的重视，她能够及时察觉到自己女儿的异常，并且立刻就医，已经做得非常好了，也给女儿争取到了很好的治疗时间，她是救了女儿的命，所以不要对自己自责，无论是作为一位妻子，还是作为一位母亲，她都做到了最好，在医院里，她照顾得也很细心到位，丈夫和孩子的身体状况也都非常良好，请不要太焦虑。接着我给她详细介绍起了烟雾病。

烟雾病是一种原因不明的慢性进行性脑血管闭塞性疾病，主要累及单侧或者双侧颈内动脉远端及大脑中动脉和大脑前动脉近端，造成的结果就是血管腔狭窄闭塞，然后人为了自己救自己，就从颈内动脉末端，大脑前动脉、大脑中动脉分叉的位置，长出了一堆非常细小的血管，这就好像你在路边见到的被砍了的大树，树桩子上也会冒出来小枝一样，这些细小的血管在血管造影剂经过的时候，图像上看就像一团烟雾一样，由此得名"烟雾病"，它还有一个听起来很可爱的名字"moyamoya"，意思就是"一缕烟雾"。

如果将脑子里掌管各种功能的神经细胞比作种在地里的庄稼，而脑血管就像是水渠。如果水渠逐渐淤塞，脑子里就闹"旱灾"，庄稼就会缺水，逐渐枯萎发黄（缺血），严重时甚至直接枯死（梗死），这就是烟雾病引起脑缺血和脑梗死的过程；好在我们的脑子是很"聪明"的，主渠道淤塞了，会自动地开辟一些细小的"副渠道"来尽可能缓解其下游的"旱情"，这就是在血管造影里面看到的"烟雾状血管"。但是，这些烟雾状血管壁是很薄的，容易破裂出血。一旦破裂出血，就会引起颅内的"洪涝灾害"，一样可以损害庄稼，影响神经功能。所以烟雾病既可引起脑缺血（旱灾），又可引起脑出血（涝灾），造成不同程度的肢体残疾。

烟雾病确实是一种非常少见的脑血管疾病，但是随着各种技术手段的更新，烟雾病的治愈率是很高的，手术技术也是很成熟的，虽然北京、上海的医院也可以做，但是河南作为人口大省，也是烟雾病的高发地区，各项技术与发达城市相比不相上下。

烟雾病在全世界国家均有发现，但主要分布在日本及亚洲国家，发病年龄呈双峰分布，一个是 5~9 岁的儿童，一个是 40 岁左右的成年人，它的发病机制和遗传、环境、自身免疫性疾病、脑血管闭塞性病变有关。由于烟雾病是一种慢性进行性疾病，因此刚开始很容易被忽视，一般在三期以后会通过磁共振显示出来，目前国际上比较一致的观点就是早发现、早手术治疗。烟雾病患者有可能表面上没有任何症状，但是就好像一个需要修理的危房，做手术就是去修修补补，有可能一锤子挥过去，房子就塌了。但是没有办法，不修迟早也是塌。还是早点想明白，在还没那么容易塌的时候修了它才好。

而手术的方式经过栗主任团队医生的多年总结和摸索也相当规范，同时也得到了众多医学同仁的认可，就是颅内外血管搭桥+颞肌贴敷+硬脑膜翻转+颅骨塑形修补术。

"贴敷"不是保守治疗，是间接血管重建，是给头骨开一个窗，把颅骨外侧血管及肌肉，贴到颅骨内侧的脑表面，让它自己跟脑表面的血管形成沟通。好比在地上刨个坑，把地表的藤埋到坑里，再把土盖上，坑外面的藤两端也不剪断，这埋在坑里的这一小段，就会跟地底下的根自己形成沟通。通了以后，外面的营养就进去了。贴敷的好处是切口小，模拟血管自然生长的过程，脑子缺多少，搭进去的血管它就长多少，缺的多、长的多。这些在我们的实践中都有典型案例可以对应得上。贴敷手术存在的问题是术后有一个窗口期，这段时间，新搭进去的血管还没有形成颅内外沟通，自己的颈内动脉系统供血又不行，再加上手术打击，容易出现脑梗死或者脑出血，这个窗口期一般在一周到三个月。平稳度过这段时间，后期大部分患者就会很好。

血管搭桥手术类似于"南水北调"工程，这就好比黄河水情不足时，就从长江引流，支援北地，缓解缺水局面，脑血供改善以后，对于烟雾状血管的供血需求会逐渐减少，从而降低再次发生脑缺血和脑出血的风险，改善患者的预后。

栗主任团队医生摸索出的这套"颅内外血管搭桥+颞肌贴敷+硬脑膜翻转+颅骨塑形修补术"手术方式能更大程度地修复闭塞的血管，而且经过多年的实践，术后的并发症及恢复也是很快的。一般情况术后3天就能下床活动，术后一周左右就能出院了。

关于手术风险。我对她说，不要在网上看手术风险百分之几，没有意义。他们说的百分之几是在上千个患者里统计出来的，这上千个患者每个人的病情、年龄、治疗方案不同。这个统计出来的百分之三或者百分之七对您一点意义也没有。放在您身上，要不然就是0，要不然就是百分之百。但是有一点是肯定的，越早治疗越接近0，越晚越接近百分之百。拖到后面我们一看片子就觉得大概率做了要出事的那就是错过最好治疗时间，就不会做了。

由于这个疾病年龄的双峰特征，我们病房里有很多像菲菲这样的小患者，他们都得到了很好的治疗，完全不影响以后的生活。烟雾病的治疗原则是早发现早治疗，尽早做全面检查评估手术指征。遗憾的是到现在还是有很多人认为烟雾病无法治疗或者只需要保守治疗。这个观念不知道害了多少人。

通过我耐心细致的讲解和各种生活式的比喻，菲菲妈妈明白了烟雾病究竟是怎么回事，对手术方式也有了一定的了解，她放下了心中的压力和焦虑，我终于从她脸上看到了久违的笑容。从那以后，她像重生一般，看到了生活的希望了，每天充满了正能量。

一个家庭，丈夫和孩子同时生病，并且接连两次的开颅手术，让父女俩同时丧失了生活自理能力,只剩下唯一的妈妈要肩负起同时照顾父女俩的重担,可想而知,要照顾两个术后患者,翻身、擦洗、按摩等,心里还要牢记医生护士的嘱托观察患者的治疗效果,药物输注,病情变化,这对一个年轻的妈妈来说,身体和精神承受了怎样的煎熬和辛劳,是多么的不容易啊!但是我在这家人身上丝毫看不出他们的悲观,笑容常常挂在他们的脸上,如果不了解他们的故事,看到他们是完全不会想到他们正在经历生活的重挫。或许是因为在病房里我看到了太多丧失斗志失去意志的人和事,他们这样乐观积极的一家人就好像一道光照亮了暗淡的病房。

作为一位工作多年的医务工作者,我知道很多患者来住院的顾虑和菲菲妈妈的很相似,他们对疾病不了解,更不知道如何治疗,身边没有一个专业的人为他们解答,同时他们又很为病情担忧,就会去找各种熟人朋友这些非专业人员打听,或者上网去"百度"找答案,导致他们在整个就医过程接受了很多的传言和"据说",这些错误操作加剧了他们内心的惊恐和担忧,从而会让他们做出一些不利于治疗和恢复的行为决定。作为健康管理师,我应该担起此项重任,做好患者及其家属的宣导工作,及时和患者家属做好沟通,用自己的专业知识做全程的护理,从入院的环境介绍,到手术前的充分准备,再到疾病知识的讲解科普,以及术后的常规护理、心理指导,直到出院的电话随访。为了能够更好地服务患者,我们不仅制作了相关的小视频、建立了护患沟通的微信群,还发布了科普视频号。我们做这所有一切的初衷,就是为了让患者及家属有机会接触到科学正规的医学知识,让他们了解病情和治疗过程究竟是怎样的,从而放下偏见,改正错误认识,正视疾病,放松心情,投入角色,积极配合治疗。

正如今天故事中的这个家庭,之前那位惊恐焦虑、惶惶不安的妈妈经过沟通,她的变化非常大,从开始的焦急顾虑,到现在的乐观从容,在她不断感谢我的同时,我也想感谢她,因为每一次的沟通,都让我感慨和惊叹,这位妈妈用超乎常人的强大心理素质,细心地照顾着爱人和孩子,她的坚强既影响爱人和孩子,也影响我。她说余生不求所有的日子里都泛着光,只愿每一天都承载着健康,浸润着温暖。人的情绪是可以传递的,她用这样乐观积极的态度照顾自己的家人的同时,也感染了同病房的其他患者,整个病房充斥着积极的正能量,大家都充满了信心和希望。

家人之间的互相鼓舞,加油打气,让这位辛劳的妈妈拥有了撑下去的无限勇气。我们知道烟雾病有遗传倾向,但是遗传倾向只占百分之三,很不幸,他们一家五口有 3 个人被诊断出烟雾病,这在全球的遗传病例里都很少见,但是他们并没有被疾病打倒,丧失斗志,相反地,家中每个人都积极向上,用笑脸迎接生活。这位父亲,用他宽厚的臂膀撑起了家的这把伞,即使身有残疾,也一心想要为家人遮风挡雨。这位母亲,用她不屈的坚强扛起了这个家的重担,用她的温暖守护着家中的每个人。家中的孩子,用他们自信的笑容回馈了父母的关爱。

手术的日子很快就来到了,爸爸和女儿菲菲都如期顺利做完手术了。鉴于之前良好的沟通，菲菲妈妈与我们整个医疗团队建立了良好的信任。在菲菲爸爸顺利手术后，她想到了爱人之前脑梗死后，一直存在右侧肢体活动不好的情况，她在想在这么好的医疗团队的帮助下，有没有可能把这个情况改善一下呢？于是在手术后的某一天，菲菲妈妈悄悄把我叫到一边，咨询了这个问题。看着她期待的眼神，我感受到了这个家庭想要通过治疗让生活更进一步的期许，考虑到菲菲爸爸之前的情况，我先去询问了他的管床医生，得到许可后，我马上帮菲菲爸爸联系了康复科的老师，请他们为这个积极康复的家庭提供帮助。经过各科室多位医生的共同会诊，医生们认为菲菲爸爸的右侧肢体可以通过康复锻炼得到改善。但是康复锻炼的过程是异常枯燥和艰苦的，很多人在这个过程中都坚持不了，纷纷打了退堂鼓。可是这位年轻的爸爸却选择咬牙坚持，每次的康复训练疼痛都如期而至，即便如此他也努力训练，他用努力来驱散恐惧，最后他不但坚持了下来，还获得了很好的效果，两周以后，他们父女二人携手康复出院了。

因为住院期间接触较多，出院以后有了问题这位妈妈会联系我，对于小儿烟雾病，出院以后只要按时吃药，定期复查就可以了，考虑到小姑娘的姐姐也已经确诊了烟雾病，孩子妈妈看到菲菲和爸爸手术完效果都很好，就想尽快带姐姐也来手术。得知他们的想法后，我提前帮他们约好医生、床位。

姐姐萌萌之前没有住过院，这次对她来说是第一次吃住在医院，并且是要迎接一次巨大的挑战。医院的一切对于她来说都很陌生，小姑娘刚来的时候比较安静，她不知道接下来要发生什么，所以显得有些紧张，局促不安，脸上一直都没有笑容，她的妈妈告诉我，萌萌生活中挺活泼，不是在医院这个样子，她现在这样是因为没有住过院，害怕手术。了解到这个情况，为了缓解小姑娘的紧张情绪，我一有时间就带着她在病区四处走走，熟悉我们的病房，看看我们工作的地方，给她讲讲平时我们都是怎么在这里工作的，顺便给她说说悄悄话，说说我在生活中的烦恼，听着我的苦恼，萌萌主动拉上了我的手，她觉得自己不孤单了，她知道了不是她一个人在迎接挑战，原来护士姐姐在生活中也有这么多的挑战需要面对，我们约定好要一起努力，笑对生活中的风浪。有时我也会拉着她的手认识隔壁病房的小朋友，小朋友们在一起，总是有说不完的话，还彼此分享自己的好东西，病房变得没有那么冷冰冰了，反倒充满了童真和温情。

在进行了各项检查之后，医生为萌萌制定出了完善的手术方案。很快，萌萌也迎来了她的手术日。在她手术的当天，我把悄悄给她准备的礼物送给了她，祝福她手术顺利。躺在手术床上的那一刻，我们上班的护士都来拉拉她的手，告诉她，勇敢点，等你回来。看见她脸上露出笑容的那一刻，我的心里无比的安心，也体会到了自己工作的意义。

姐姐萌萌安排了全身麻醉手术，手术很成功。妹妹菲菲和爸爸做了局部麻醉的全脑血管造影术，他们都恢复得很好。

经过这一次的再接触，我发现孩子妈妈这次再带着姐姐来治病，完全没有了第一次来时的紧张不安了，她脸上一直带着微笑，我再也没有看到她因为惶恐不安而流泪了。

她对我们的医生和护士充满了信任，因为她知道选择河南省人民医院脑血管病医院是令人安心的，她见证了这里医生的医术，更体会到了医护工作人员的仁心，她把孩子带到这里治疗可以完全放心。她乐观积极地陪着萌萌做各项检查，安慰萌萌不要害怕，比她还小的妹妹都能应对，她肯定也可以的。这次就医，妈妈一直对于大女儿的治疗充满了信心。

四、出院指导

考虑到这位妈妈回到家中后，要照顾 3 位烟雾病术后的康复患者，我特地为这位妈妈写了一份详细的手术后护理的注意事项。并且亲自给她详细讲解了一番。

首先，要注意饮食。烟雾病手术后，在饮食上应该多吃高蛋白的食物，还应该以流质饮食为主，同时在饮食上还应该多吃些富含维生素的食物，患者在饮食上应该注意多吃面条、米粥，但是不能吃很烫的食物，应该吃些温热的食物，在饮食上应该多吃新鲜的蔬菜和水果，比如苹果、香蕉、猕猴桃、橙子等水果，以及菠菜、生菜之类的蔬菜。

其次，还要注意营养均衡。烟雾病手术后患者在饮食上要合理搭配膳食，少荤多素，还应该注意多吃些清淡的食物，这样的健康饮食有利于病情的改善，在烹饪的时候少用盐、味精，应该尽量避免过于重口味，在饮食上除了注意饮食上的丰富化、多样化之外，还应该注意饮食上应该适量清淡，做到不偏食不挑食。

最后，要注意增添衣物。烟雾病手术后从生活上要根据天气的变化，及时增减衣物，目的是不要让身体着凉，但是也不要让身体热着，这就需要患者在术后应该根据天气的变化，随时增添衣物，除此之外还应该重视日常生活中的卫生，不仅仅应该注意饮食的卫生，还应勤洗勤换衣物。

姐姐萌萌这次的手术同样很顺利，很快她就要出院了，可以回家和爸爸妹妹相聚了。出院当天，她的妈妈满含热泪地送了一面锦旗过来，拉着医生护士们的手说："感谢你们，救了我们的命，救了我们全家。"我们的患者就是这么可爱，只要我们真心地对待他们，他们回报我们的同样是一片真心。我想作为医护人员最欣慰的也不过如此，患者及家属真诚的感谢就足够了。

五、尾声

汪国真说：悲观的人，先被自己打败，然后才被生活打败；乐观的人，先战胜自己，然后才能战胜生活。

在一切变好之前，我们总要经历一些不开心的日子，这段日子也许很长，也许只是一觉醒来，所以耐心点，给好运一点时间。

心若向阳花自开，人若向暖清风来，愿未来的日子里，他们都能被生活宠爱，永远健康、幸福。

对于患者而言,他们的一生到医院的次数屈指可数,一次、两次、八次、十次,但对于我们医务人员,可能一生都要在医院。医生忙于门诊、手术,护士忙于扎针、输液。但除此之外我们这个特殊的行业更多的是需要与患者沟通,我们不光要治疗疾病,更要传播知识,全民科普,把自己的所学扩展出去,实现全民健康计划,医院为我们搭建了很好的平台,提供了专职健康管理师这个岗位,这样我们不仅可以为患者答疑解惑,还能宣传教育,大家都知道隔行如隔山,但是医学的这座大山不能隔,它和我们每个人都息息相关。

与疾病抗争是一场没有硝烟的战斗,这是一次看不到对手的博弈!前路坎坷,荆棘丛生,茕茕孑立,踽踽独行,有太多的茫然和不确定,漫漫长路,让我们一起!相依相偎相扶相行……

案例 3　您的健康　我来守护

天有不测风云,人有旦夕祸福。正如病痛与折磨,让人无力反击,承受经济与精神的双重打压。人到中年不得已,保温杯里泡枸杞。这句话道出了许多中年人的无奈和心酸,他们不能生病,因为他们是家里的顶梁柱,家庭经济的主要来源,肩负了太多的重担,生活的压力让他们不敢有片刻休息的时间,更别说生病了……

工作了十几年,在医院经历了无数次与死神搏斗的场景,见证了无数家庭的悲欢离合,为我们所救治的患者开心地笑过,也曾为我们的无能为力流下伤心的泪水。作为一名护士,虽然不能像医生一样为患者诊断治病开药、开刀手术,但我们可以用所学的医学知识和护理来开导患者和家属,让他们了解自己的病情,减少他们对疾病的担心,积极向他们宣教疾病及功能康复锻炼有关的知识,做好心理护理,树立战胜疾病的信心,减少疾病的复发。

一、初识

一天早上,我刚巡视完病房,准备给患者做治疗,科室电话铃响起,是脑卒中绿色通道打来电话要收治一个脑梗死、基底动脉闭塞的男性患者,病情危重需要安排收治入院。我接到电话后,立即准备好病房,准备迎接新患者。一切安排妥当,十分钟后患者在医院急诊医护人员及家属的陪同下,平车推入病房,我一边通知值班医生,一边安排患者入住病房。把患者妥善安排到床位后,与急诊科医护人员进行交接。我跟随值班医生,来到患者床旁进行体格检查和病史询问,这是一位男性患者,王某,52 岁,以"头晕、行走不稳半月,加重伴言语不清 3 天"为主诉入院,患者神志清,精神差,言语不清,流涎,右侧上下肢肌力为 1 级,四肢肌张力正常,双侧病理征为阳性,头重脚轻、饮水呛咳,在当地医院行核磁共振及 CT 检查,诊断为脑梗死,基底动脉闭塞,在当地医院治疗效果不佳,为进一步治疗,收住我科。我们安抚好患者后,我把患者爱人叫到了护士站,进行询问及填写患者入院评估。患者爱人李阿姨脸上写满了焦虑和担心,我让李阿姨坐在我旁边的椅子上,我的一只手握着她的一只手,轻声安抚她。她的情绪稍微好一点的时候,我进行了详细的患者病史采集。通过与李阿姨的谈话,我了解到,患者王叔叔,平时脾气好,为人温和,有高血压病史 20 年,未规律服药,血压控制欠佳,他平时还爱吸烟喝酒,吸烟史 20 多年,一天一包左右,喝酒一周2~3次,一次200毫升左右。

李阿姨说,王叔叔平时身体还不错,在家正常干活,正常工作,偶尔身体有什么不舒服的地方,也不去医院看病。发现血压高时,就吃降压药,血压降下来了,就不再吃药。我说:"这样吃药可不行啊。",李阿姨说:"我知道,可是他不听我的话,怎么劝他都不行,你看看,这一次就出问题了,这让我以后怎么办啊,家里还有一大家人等着他来养活呢。"李阿姨说着说着眼泪就忍不住流了出来,我用纸巾轻轻擦拭李阿姨那历经风吹日晒已经略显粗糙的脸庞上流下的眼泪,握着李阿姨的手说:"阿姨别难过,别担心,王叔叔得的是脑梗死,脑梗死又称缺血性卒中,中医称之为卒中或中风。这个病由各种原因所致的局部脑组织区域血液供应障碍,导致脑组织缺血缺氧性病变坏死,进而产生临床上对应的神经功能缺失表现。最常见的是动脉粥样硬化,且常常伴有高血压、糖尿病、高脂血症等危险因素。其可导致各处脑动脉狭窄或闭塞性病变,但以大中型管径的动脉受累为主。这种病在我们这非常常见,我们治疗成功的患者也特别多,只要叔叔和您积极配合医生护士治疗,相信叔叔一定会好起来,康复出院回家的。"阿姨止住眼泪,轻轻地点了点头。

我把李阿姨和患者王叔叔安排好住院,就积极配合医生赶紧把王叔叔的各项检查及用药执行了,用上药以后,李阿姨脸上的愁云消散了一点,我帮李阿姨解决一些住院后生活方面的问题,让他们尽快地适应病房的生活,帮他们解除刚到医院时的各种不适应及困难。

通过与李阿姨的交流,我详细了解了她家里面的情况,王叔叔是一名下岗职工,李阿姨也没有正式工作,王叔叔常年在外面打工,家中上有七十多岁的父母,下有两个正在上学的儿子和女儿,为了一家人的温饱及生活开支,家中的重担都压在他一个人的身上。他身体有什么不舒服的地方,如头痛脑热、感冒咳嗽等,他都不去医院看病,而是自己抗几天,好了就不管了。如果不好,随便找一个私人小诊所开几包药吃一吃就算了,他不去医院的原因一是去医院怕花钱,二是害怕去医院检查耽误自己干活挣钱,三是他怕检查出来有问题自己这个家怎么办。他虽然知道自己有高血压病,想着有时血压高也没有什么不舒服,就一直没有好好正规治疗过。没想到这一天这么快就来了,他不敢生病,因为他倒下了全家就没有希望了,平常他是个特别坚强的人,但是他现在就是非常"害怕"。

王叔叔住院后由于不能自行活动,只能卧床,言语不清,饮水进食呛咳,情绪特别消极,易激动,烦躁不安,根本就不配合治疗,李阿姨在病房外面偷偷地哭,女儿站在爸爸病床边不知所措地看着爸爸,陪在爸爸身边,我查房时看到这种情况,心想,一个五十多岁的男人是一个家的顶梁柱,当这个顶梁柱突然之间重病缠身,就意味着这个家有可能轰然倒塌……

二、保障营养

王叔叔这次脑卒中梗死部位影响他的吞咽功能,饮水进食呛咳,我在病床边给他进行了吞咽障碍筛查,筛查出来的结果是需要留置胃管,看到胃管王叔叔非常抗拒,李阿姨与孩子们心疼他,害怕他受罪。李阿姨说:"我觉得通过鼻子置管,太受罪了,赵护士,你看能不能不给你王叔叔下胃管,我们自己慢慢地喂他吃饭,让他吃得口小一点,我心疼他,实在不想让他下胃管。"我站在床旁和王叔叔及李阿姨轻声细语地说:"王叔叔,你现在还不能自己经口吃饭,因为现在疾病影响你的吞咽,如果自己吃饭很容易引起呛咳,误入气管,这样很容易引起坠积性肺炎,严重一点,可能导致窒息,这种情况很危险的,下胃管并不是很痛苦,我在病房经常做这项操作,技术很熟练。下胃管可以保证您充足的营养及水分,脑梗死后您的身体需要大量补水,我们的脑细胞就像田地的庄稼苗,由于干旱小部分出现了枯萎,只有大量的灌溉水才能避免更多的庄稼苗再出现枯萎,大量补水,我们的脑组织才能保证充足的血液供应,这样可以减少脑梗死面积的继续进展。"他们听完我的讲解后,同意了下胃管。

我给王叔叔留置好胃管后,就通知营养师给予配置营养餐,保证身体需要量。向王叔叔及李阿姨说:"王叔叔,你看下胃管不像你想象中的恐怖吧,这个操作在医院非常常见,你看你配合得多好啊,咱们一次就成功了,这样你也不用太受罪,你真棒!"李阿姨说:"还是你的技术好,没下胃管前,我既紧张又担心,刚才看你下胃管的动作娴熟,我终于放心了。"王叔叔也点了点头,我说:"叔叔,胃管已经下好了,有一些注意事项我需要详细给你们讲讲,这些注意事项也非常重要,咱们通过胃管喂饭时这个床头要抬高 30~40 度,喂过饭后不要着急平躺,也应该保持床头抬高,20~30 分钟后平躺。刚吃完饭后,记住一个小时内,尽量不剧烈搬动,不翻身拍背。每次胃管内喂饭不得超过 200 毫升,每餐间隔大于 2 小时以上,每次流质食物及水的温度在 38~40 摄氏度为宜。每次喂饭时要及时反折胃管末端,避免灌入空气,引起王叔叔腹胀,咱们喂饭时的用物要保持清洁、干净、存放得当,这样用起来才放心。"

三、心理变化

几天后,我正在病房里工作,安静的病房里突然传来了咆哮声:"您这是怎么了?动不动就发脾气,还无理取闹,我和妈妈辛辛苦苦地照顾您,没白天没黑夜地在医院陪着您,原来您也不这样呀,整天乐乐呵呵的,脾气那么好,这些天怎么感觉跟变了个人似的,您到底想让我们怎样?"原来是王叔叔的儿子在发飙呢!王叔叔刚入院时不能自行活动,只能卧床,言语不清,沉默寡言,很少与人交流,这些天突然开始焦虑、烦躁甚至不配合康复治疗。因为这些天的情绪多变,导致家里人非常不理解。我了解情况后,把王叔叔的儿子和李阿姨叫到了护士站,让他们坐下了,请他们消消心中的火气,平复一下心情,我说:"王叔叔这次生病诊断是脑梗死,脑梗死患者很容易出现心理障碍,你们别担心,别着急,这种情况在病房里我们经常见到,王叔叔得病后的性格行为和原来不一样了,出现了性格行为改变,这可能跟病变的部位相关,如果病变影响了额叶、颞叶,这些掌管高级认知和情感的神经中枢,可能出现性格行为的改变。大面积的脑梗死,或反复多次的脑梗死,可能会引起血管性痴呆,或出现行为认知方面的改变,不同程度地影响生活的能力,咱们家属千万不可表现出不耐烦,必须和医护人员紧密配合,才能促进患者康复。"通过我的讲解,王叔叔的儿子和李阿姨才明白过来,他儿子说:"只要我爸爸能早日康复出院,放心吧,我们百分之一百配合。"我微笑地点了点头。

针对王叔叔脑卒中后出现的心理认知障碍,我制定了详细的卒中心理认知障碍综合治疗方案。①药物方面:和管床医生沟通后目前主要采用一些血管活性药物和影响神经细胞代谢和保护神经细胞的药物。规范的药物治疗可有效改善患者的认知障碍及日常生活自理能力。②认知康复训练:包括定向力训练、语言训练、计算能力训练等,制订个体化的训练方法,并长期坚持。③定向力训练:可使用纸卡片、写字板或家用黑板,记录和学习当天的信息,不断地用正确的方法反复提示定向信息,使患者的大脑不断地接受刺激信息,从而不断提高定向力。④语言交流能力训练:主动与家人朋友沟通交流,如读报纸等。⑤计算力和注意力训练:如模拟超市买菜、背数、电脑小游戏等。⑥视觉空间和执行能力训练:如图画填充、图片分类、穿衣、分蛋糕等。⑦记忆力训练:引导患者回忆当日、往日发生的事件。

经过一段时间的治疗和训练,我去病房看望王叔叔,他的情绪不再那么焦虑烦躁,也慢慢地接受了治疗。

四、康复锻炼

王叔叔不习惯在床上大小便,非要自己下床去卫生间,可是由疾病所致双下肢无力,不能自行下床行走。我对王叔叔说:"叔叔,你现在双腿的力量还没有恢复到正常,如果下床活动很容易摔倒,容易受伤。您这几天慢慢先适应在床上解小便,等咱们的疾病恢复了,双下肢力量恢复到正常,那时就可以慢慢地下床活动了。"我对李阿姨说:"王叔叔由于双下肢无力,如果下床行走,这样很容易发生跌倒坠床的事情,一旦摔倒,可能就会摔伤,到时会更麻烦,我们要24小时有人陪在叔叔身旁,可不敢让他自己下床,如果有事需要帮忙,可以使用呼叫器呼叫我们医护人员,我也会经常来看看叔叔的,有不明白不懂的地方及时找我,我帮您解决,您不要想太多,只要我们和医生护士配合好,叔叔一定会早日康复的。"

"好的,我们记住了。"李阿姨说。

李阿姨悄悄地问我:"小赵,咱们医生查房时说让叔叔早点做言语吞咽及肢体康复训练,前两天康复师来我们床边做康复锻炼,我看清单收费一天康复锻炼费用就要二三百块钱,你知道我们家的情况比较特殊,全靠你王叔叔一个人挣钱,现在生病了,家里几乎没有收入,家里还有好几个人需要养活,我觉得现在做康复锻炼没有必要,他的病治好了以后再锻炼,可以吗?"

"阿姨,我国每年新发脑卒中患者约 200 万人,其中 70%~80% 的卒中患者因为不同程度的残疾而不能独立生活,极大地降低了患者及其家属的生活质量。脑卒中后肢体功能障碍的患者经过正确科学的康复治疗,约 90% 的患者能重新步行或生活自理。咱们国内研究表明,脑卒中的康复应在不影响临床抢救的前提下,从早期开始。一般在患者生命体征平稳、神经功能缺损不再进展以后 48 小时开始康复。脑出血(尤其保守治疗的患者)应谨慎康复训练。黄金康复期,目前认为,脑卒中患者发病 1 个月内为恢复早期阶段,2~3 个月为恢复中期阶段,4~6 个月为恢复后期阶段,超过 6 个月为后遗症期。我们要抓住康复的黄金时间进行有效的康复锻炼。"我说。

李阿姨吃惊地说:"原来早期康复锻炼这么重要啊,我知道了。"

"阿姨,除了每天康复师来给叔叔做康复锻炼,家属也要积极帮助患者康复锻炼,每天坚持锻炼,这样效果会更好。来我给您讲一讲,示范一下,平时咱们家属应该帮助患者锻炼的方式和方法,我们做到位了,这样会起到事半功倍的效果。可以少花钱,效果好。"

李阿姨点点头,认真地看着我讲解示范。

"让叔叔取舒适体位,放松肌肉。我们家属的手法要轻柔、缓慢,按照从近端大关节到远端小关节的顺序依次进行,应在正常活动范围内进行。肩关节活动不要超过正常肩关节范围的 70%,避免引起疼痛。关节活动范围练习可每天做 2~3 次,每个关节 10 次左右。坐位上肢自主运动:叔叔肢体缓慢地从大腿内侧移动到外侧,反复进行。或者让他的上肢进行一个上举,摸到后脑,做梳头动作。站位上肢自主运动:叔叔力量再好一些的时候,可以进行摸墙运动。一般以 5 厘米为高度,一周时间为单位,让他慢慢进行摸高训练。手指自主运动:患侧的屈伸训练,患手的分并训练、对指训练。健侧带患侧,健手带动患手辅助康复训练。"我说。

"叔叔早期步行需要我们家属给予辅助步行训练。他步行时先站稳,双脚间与肩同宽,迈出患脚,重心转移到患脚上,再迈出健脚,重心转移到健脚上,反复练习。康复医学的运动疗法,从关节的活动和肌肉力量的训练开始,循序渐进,逐步开展治疗。通俗来讲,应该从活动各个关节开始,防止关节的挛缩、粘连。下肢有了一定力量,应该先练站立,像小孩子一样,必须学会站,才能学习走,步行康复训练是患者第二次'学习'走路。不会站就想走必然容易跌倒,还会出现异常的步态。这个过程是不能够心急的,欲速则不达,会对下步康复产生不利的影响。"我说。

阿姨紧紧抓住我的手说:"小赵,你们真好,相信你们,我们一定好好配合!"

经过十多天的治疗护理及康复锻炼,王叔已经能自己经口正常吃饭了,在家人的帮助下也能下床走走了,说话也比以前清楚多了!李阿姨和王叔叔露出了久违的笑容,两个孩子扶着爸爸高兴地笑了。

五、出院

王叔叔出院那天,我给他制定了一份详细的出院指导,包含出院后的注意事项。

我说:"王叔叔,祝贺您今天可以出院了,虽然出院了,但不意味回家就可以放飞自我了,您还需要继续吃药,康复锻炼,戒掉以前不良的生活习惯,我给你制定一份出院指导,你需要从以下几个方面注意。第一,饮食指导:低盐低脂饮食,盐量控制在每天 5 克,多吃新鲜蔬菜水果,适量吃豆制品和鱼类,不宜吃含盐重的菜品或腌制品。不宜吃含油脂过高的食物,如肥肉、猪肉、动物脑、内脏、糖、浓茶。控制血糖,应戒烟。第二,运动指导:可以做一些中等强度的运动,每周 3~5 次,每次持续约 30 分钟,可以选择步行、快走、打太极等。第三,药物指导:按时按量服用抗血小板、降血脂、稳定斑块药物及降压药物,不可随意停药,自行调剂量。第四,定期复查随访:定期复查,频次为 1 个月,6 个月,12 个月。"

"没问题,我一定按时吃药,坚持康复锻炼,真心感谢你们医生和护士,你们精湛的技术和高尚的医疗服务,可以说给了我第二次生命,再次发自内心地说一声谢谢!"说完,王叔叔深深地鞠了一躬。我立刻扶起王叔叔说:"王叔叔,救死扶伤,帮助患者重回家庭及社会是我们责任与义务,只要您康复出院,就是最欣慰的事情。"我还和王叔叔约定出院后我们会定期电话沟通回访。

六、院后随访

出院 1 个月后,我给王叔叔打电话回访他最近的情况怎么样? 王叔叔说:"我最近血压控制不稳定,忽高忽低,怎么办?"我详细询问了他的吃药情况,他说:"出院时,我记住你给我说的注意事项了,你们出院给我开的药,我每天都坚持吃啊!"

"王叔叔,你吃药是早上吃还是晚上吃啊?"我问。

"我吃药时间不定,比如今天早上起晚了,就 11 点吃药,明天醒得早了就 6 点吃,要是忘了一顿就改中饭后吃或者晚饭后吃。"王叔叔说。

"叔叔,您这样吃药太随意啦,血压就会一塌糊涂,这样血压肯定会忽高忽低的。这是因为我们的血压每天都有波动,有高有低,早上八九点钟是高峰,下午四五点钟也是高峰,而晚上的血压可能就低一点。如果降压药白天没吃,晚上补吃,在血压可能低的时候吃药,可能就会低上加低。血压降得太低,还会增加脑卒中的风险。而早上 10 点钟再吃药,这时血压已经开始上升。所以我们提倡降压药要定时吃! 而且要吃得早,所以您要按时按量地规律服用降压药,不可私自停药或调整剂量。"我说。

"原来吃降压药有这么多讲究啊,我想着只要我不忘记吃,一天中什么时间吃都行呢! 难怪我的血压控制不好呢!"王叔叔笑着说。

"叔叔,不光吃降压药有讲究,如何在家准确自测血压也有讲究的,我给您讲讲啊。"我说。

"好的,好的。"王叔叔说。

"第一,您测量血压前要排空膀胱,至少安静休息 5 分钟。若有吸烟、进食、喝含咖啡的饮料、运动、情绪激动等,应休息 30 分钟后再测量。第二,测量时采取平卧位或坐位,脱去较厚的衣服,裸露手臂或仅穿贴身薄衣。第三,使前臂与心脏、血压计处于同一水平,袖带胶皮袋中心置于肱动脉上,袖带下缘距肘线 2.5 厘米,松紧度能插入 2 指。测量血压时保持安静不说话。第四,注意四定,定时间、定部位、定体位、定血压计,有助于确保测量血压的准确性和对照的可比性。第五,如出现头晕、头痛等症状,则随时测量。第六,记录每次测量的日期、时间、血压值等。"我说。

"这么多讲究啊!那我再问你一个问题,我应该在什么时间量血压才准确呢?"叔叔问。

"现在您的血压不稳定,需要每周自测血压 3~7 天,至少每 2 周随诊 1 次。如果血压控制不理想,应做 24 小时动态血压监测,由医生根据血压波动情况调整服药时间。此外,气温变化会引起血压波动,季节变化时应注意适当增加测量血压的次数。如果以后您的血压达标且稳定时,每周自测血压一天,即起床后服药前及睡前各 1 次,每次测量 2~3 遍,间隔 1~2 分钟,取平均值。每个月门诊随诊 1 次。"我说。

"小赵,你说的太详细了,我都记住了,你看出院时,你一再叮嘱我回家后一定要戒烟戒酒,我都一一照做了,为了我的健康,为了我的家人,为了以后少去医院,我一定照你说的去做,感谢!"叔叔说。

七、复诊

半年后,王叔叔来医院复查,他面色红润,精神饱满,说话特别清楚,特意来到护士站,告诉我们他现在肢体和说话恢复正常了,血压控制在正常范围,可以正常干活了。我也特别高兴,一再叮嘱王叔叔还要按时吃药,监测血压,坚持锻炼,按时复查。王叔叔说让我放心,绝对按照我们的出院指导一一去做,保证不偷懒。

一年后,王叔叔和李阿姨来到我们医院门诊,王叔叔整个人像换了一个人似的,容光焕发,动作干脆利落,一点后遗症都没有留,李阿姨也是笑靥如花,见到我们说:"谢谢你们给了我家老王第二次生命,如果没你们精湛的医术和贴心细心的健康护理指导,我都不敢想象,我家老王身体能恢复正常,能正常上班挣钱。"我微笑着说:"李阿姨,看到王叔叔恢复这么好,我们也是由衷地高兴,看到叔叔能正常回归家庭,回归社会,我们感觉太欣慰了。"我给王叔叔做了基础的生命体征检查,一切正常,做了神经功能体格检查,复查了头部核磁共振,一切正常。这是一个我们都盼望的结果。

李阿姨说:"太好了,我悬着的一颗心终于可以放下来了,小赵,你放心,我谨记住你的叮嘱,回去一定还会监督老王按时吃药,定时复查。"我说:"好的,阿姨,看来我的健康宣教在您心里根深蒂固了,您执行得很好!"

李阿姨说:"那是,这么都是为了你王叔叔很好,我肯定记牢,小赵,我再问你一个问题,你不是说让你王叔叔回去康复锻炼吗?他现在锻炼可积极了,每天走路至少一万步,多则两三万步,你说他这样做是不是对他身体很好啊?一来锻炼他的心肺功能;二来还可以减肥、减脂呢。"

我说:"李阿姨,叔叔每天走这么多的路,其实不是太提倡,因为我们的膝关节是人体最重要的关节之一,同时,也是所有关节中发病率最高的关节。临床上,我们能够碰到不少因为运动损伤或过度运动后引起的膝关节疼痛,也有因为坚持日行上万步而加速膝关节退行性病变。那么日常生活中,我们到底该如何合理运动呢?第一,避免蹲、跪姿势及爬山、爬楼运动。对于本身膝盖有问题的患者以及老年患者,我们并不提倡以爬山作为锻炼的方式,也建议其避免长期保持蹲着或跪着的姿势。第二,抛弃日行万步的锻炼方式,我们认为可以适当减少步行数,并且在步行时保持正确的走路姿势:首先,要抬头挺胸,背部放松,两肩自然向后舒张膝盖保持伸直;其次,腿在迈出的过程中,脚尖尽量向正前方,不迈八字步,自然摆臂,尽量不要背手行走导致身体前倾;最后,注意做好运动前后的热身及拉伸,充分做好准备工作和后续的拉伸,可以避免不必要的损伤,也能增加关节的灵活度。第三,尽量避免竞技类的体育运动,竞技类体育运动是膝关节损伤最大的危险因素,对于普通人而言,我们提倡尽量避免竞技类体育运动。第四,选择舒适的鞋子。无论是步行、跑步、爬楼、打球,我们都要注意穿着舒适的运动鞋,鞋子后跟可以稍微高于鞋底平面2~3厘米。"

李阿姨说:"啊,运动还有这么多讲究呢,我还以为锻炼越多越好呢,所以我还经常鼓励你王叔叔多走路呢!看来走路太多,容易磨损膝关节,如果膝关节磨坏了,还得住院治疗,得不偿失啊!以后我就不让他每日行走几万步了。"

我说:"阿姨,除了步行以外,还可以让王叔叔选择膝盖负重小的运动方式,如游泳、平地骑脚踏车就是不错的选择。"

李阿姨说:"好的,好的,我们都记住了,真的是处处留心皆学问啊!太感谢你了,小赵,不管我们有什么样的问题,你都能细心耐心地讲解,而且讲得通俗易懂,有你做我们的健康指导顾问太好了!"看到王叔叔和阿姨高兴的笑脸,我作为一名医务人员的自豪感油然而生……

看到此情此景,我脑海里又浮现特鲁多的那句名言:有时,去治愈;常常,去帮助;总是,去安慰。

案例 4 心若向阳,必会温暖人间

又到了随访时间,我拨通了张大哥家的电话,接电话的是他的妻子,听出是我的声音后,她很高兴,告诉我张大哥现在恢复得很好,只是走路还不太稳,说话也有点含糊。我询问了一些基本情况后再次强调:脑卒中的康复训练是一个长期过程,要坚持科学的方法锻炼肢体,健康生活,定期定点复诊。她向我连声道谢并表示一定配合康复,帮助张大哥尽快恢复健康……

一、相识(患者入院)

我清晰记得张大哥紧急入院时的情景。

那是一个手术日,2020 年 7 月 22 日,下午 16:23,在进行日常忙碌的工作时,走廊的入口处传来了急匆匆的推车声,急诊科送来一名年轻的男性患者。从急诊科老师手里接过住院证一看:张某,男,38 岁……还没等我看完,家属就焦急地说:"护士,快给我们安排床位,我们的病情很重!"

我连忙安慰道:"床位已给您安排好了,不要着急,您的情况急诊科医生已经打电话告诉我和病房医生了,我们会紧急处理的! 请您不要担心!"

说罢立即将患者抬至床上,进行体格检查:意识模糊,失语,体温 36.6 摄氏度,脉搏 82 次/分,呼吸 21 次/分,血压 132/92 毫米汞柱,左侧肢体肌力 5 级,右侧肢体肌力 3 级。患者情况不容乐观。

二、相知(了解患者情况)

在询问患者病史的过程中,我了解到:患者于 25 小时前无明显诱因出现右侧肢体活动无力、伴行走困难、持物无力,无周围肌肉萎缩,伴失语、能听懂对方表达意思,不伴恶心、呕吐,无肢体抽搐及意识障碍。在某市人民医院行头部 CT 显示脑梗死,为求进一步治疗转入河南省人民医院。

患病以来,患者神志清楚,精神欠佳,饮食、睡眠一般,大小便正常,体重无明显变化。4 月前行阑尾炎切除术。高血压 2 年,有吸烟史 20 年,40 支/天,有饮酒史 15 年,50 毫升/次。

遵医嘱立即给予心电监护及氧气吸入,患者在外院留置的尿管在有效期内暂时不需要更换。17:24 患者开始出现烦躁,家属在一旁安抚,但效果不大。遵医嘱给予鲁米那0.1 克肌内注射,18:40 患者又开始烦躁,这时家属已经有些慌张,要求我们马上处理,减轻患者的烦躁及痛苦。为安抚患者及家属,遵医嘱给予 0.9% 氯化钠注射液 10 毫升+力月西 10 毫克缓慢静脉注射后又给予 0.9% 氯化钠注射液 50 毫升+右美托咪定 200 微克以 3 毫升/小时静脉泵入,并给予约束带保护性约束。

患者的妻子对给患者使用约束带这件事非常不愿意接受,对患者的病情也是非常担忧,不停抱怨:我们来的时候好好的,现在怎么成这样了。这些反映出家属对卒中疾病的不了解以及对患者情况的认知没有相关知识储备,我们给家属进行疾病方面的解释及宣教,暂时安抚了家属的情绪。

第二天患者病情再次加重,右侧肢体肌力下降(右上肢肌力 2+级,右下肢肌力2 级)。家属情绪再次爆发,认为是医院救治有问题,反复要求医生立即治疗让病情好转,认为千错万错都是医院的错。

"你们怎么治的? 怎么越治越严重了?"

三、相伴(宣教)

我耐心地为家属科普脑梗死的相关知识:"老师,您先平复一下情绪,听我给您解释。大哥这个病是脑梗死,就是脑部血管阻塞,很容易导致脑细胞死亡,并且脑细胞死亡这个过程是不可逆的。"脑梗死又称缺血性卒中,是指各种原因所致脑部血液供应障碍,导致局部脑组织缺血、缺氧性坏死,而出现相应神经功能缺损的一类临床综合征。依据局部脑组织发生缺血坏死的机制可将脑梗死分为脑血栓形成、脑栓死和腔隙性脑梗死。脑血栓日积月累形成脑梗死。脑血栓形成是起始,脑梗死是终点。

我继续给患者家属解释:"大面积脑梗死后 3～5 天脑水肿达高峰,脑水肿会影响患者的意识状态,严重时甚至会脑疝而危及生命。"

"你说了那么多,就是说治不好了? 不用治了? 治了也没啥用了?"

"当然不是,我们会通过 CT 检查、瞳孔和意识的情况观察了解脑部水肿的变化,医生会通过应用脱水药物以改善脑水肿,期待能够在稳定病情的基础上保住生命。待病情稳定后要从言语、情感上给患者施加正向刺激,使大脑受影响区域逐渐恢复。"

"眼瞅着这病越来越严重,我这心里难受啊,现在我做些啥能帮帮他?"家属平复心情后问道。

一般这个时期,不管是哪位患者,其家属都非常焦虑、绝望,看到患者做完手术后,还是什么也不知道,而且肢体完全不会动,都会不由自主地考虑到以后还能不能恢复,对家庭的负担和压力都太大了,并对我们的工作表示质疑。

为了保持病房安静,我把家属叫到一边,详细解释了病情是一个发展的过程,现在是急性期,需要每两小时为患者翻身一次,防止压力性损伤,摆放良肢位,防止瘫痪肢体畸形。患者的妻子不解:都做完手术了怎么病情还会发展,是不是没治好?

"我们暂且把大脑比作一块田地,脑部的血管如同灌溉田地的水渠,水渠一发生问题,就会出现该浇水的田里没水了,不该浇水的田里水淹了。这个时候就得看看水渠是不是淤塞、或是哪个地方决堤了,水不按渠道走了。脑卒中的发生就类似这样的道理。血管里一有淤塞,下游没血送养分了,上游可能就决堤漫水了。放支架就像是给水渠河道清理淤泥,那他放完支架胳膊腿为什么还不会动呢? 那是清淤后水虽然引流到地里了,但庄稼已经旱死了,这个庄稼可能就是指挥胳膊腿的控制器,就算水来也无济于事了。但是一些已经枯萎但是还没死掉的庄稼小心灌溉是可以救活的。现在这个河道已经修通,就看后期的康复治疗效果了。"

用农业上的事情大概解释这个病情,患者家属一听就明白,并表示理解了。为了增强家属的信心,我又教她在平时要多和患者沟通,多讲讲他们在一起开心的事情,讲讲他们两个可爱儿子的事,放一些他喜欢的音乐或者多读一读他喜欢看的书,对他的催醒都是有帮助的,相信他一定能醒过来的。患者妻子对我教的方法刚开始是不认同的,不耐烦地说:"要是这些方法能让他醒过来,那每天输药还有什么用,净浪费钱。"

我给她讲,输的药是营养神经、改善循环的,用上药再加上这些方法效果会更好、恢复得更快,每天坐在这儿陪着他也没有事干,不如就试试吧,反正又不用花钱,对他也没有任何损害。她半信半疑地说:"那行吧。"

这个时候患者家属的牢骚抱怨仅仅是发泄心中积攒的负面情绪,只要有一线希望,我们告诉家属怎么做,家属都会尽力去尝试的,因为只要做了,患者恢复的机会就可能增加一分。

四、相守

只要上班我就坚持去床旁让家属和患者聊天说话,我在工作中也时时关注着患者的情况,有时间就去找他聊几句,但每次他要么紧闭双眼,要么目光空洞、面无表情,他的妻子和他聊天也没有任何反应。

一天,在病房做治疗时,无意间我抬头看了一眼,发现他目不转睛地盯着我,表情淡漠,眼神中充满着无助。我当时欣喜地对他说:"你什么都知道了,是不是? 头脑感觉清醒了对不对?"他又闭上双眼,不再理会我,我告诉他的妻子,他现在清醒了,你可以多和他聊聊。

他的妻子说:"怎么可能,他什么都不知道,我成天搁这儿待着就没见他有过什么反应。"

我说:"相信我,以我对他的观察,现在他都知道了,你可以让你的孩子和他聊聊。"

他的妻子半信半疑地照我说的做了,用手机打开视频和儿子聊天,当把手机给他时,他的儿子在那边叫爸爸的那一刻,他泪流满面地点着头。一旁的妻子和经常照顾他的妹妹也跟着哭得泣不成声,他们的泪水中包含了太多太多,是开心!是辛酸!是喜悦!我们经常说:想患者之所想,急患者之所急,但很多事若不身在其中,何来的感同身受,只有冷暖自知,那一刻,我唯一能做的就是在一旁默默替他们开心。

此后每次去他病房,每做一次操作,他的妻子都会说谢谢。对我也敞开心扉,给我讲他们的事及他们家现在面临的困难,我给她加油、打气、树立战胜疾病和困难的信心,他虽然不能说话,但每次都微笑地向我点头以示感谢,不再像以前那样淡漠。

患者家属和我熟络起来,我每天到病房查看张大哥的恢复情况,向家属推荐国家脑防委中国心脑健康科普宣传平台发布的脑卒中防治相关文章和视频,家属很欣喜并对张大哥康复的信心更坚定了。在大家的共同努力下,张大哥恢复得很好,很快就到了出院的时间,我们互留了微信,并让他加入我们脑血管病二病区颅内支架随访群,方便以后有些治疗上的问题我解决不了的,医生可以随时解答。

趁热打铁,我开始每天给患者家属科普一些防治的知识和注意事项:生活中,如果长时间卧床会导致肌肉萎缩、关节挛缩变形、骨质疏松、皮肤破损等一系列问题;康复的目的是最大限度改善患者肌肉的功能,从而提高患者的生活自理能力(包括独立穿衣、吃饭、洗漱、步行等方面),改善患者的生活质量,使患者可以早日回归家庭和社会。

只要生命体征平稳,疾病不再进展,越早康复,效果越好。经常可以看到几个家属搀扶一个行走困难的患者,让患者试着学走路,但是这个患者站立都很费劲,家属迫切的行为我们可以理解,但是这些行为并不会加速患者恢复,反而会适得其反。

特别是步行训练。恢复步行能力是绝大多数脑卒中患者最迫切的需求,大部分脑卒中患者可以恢复步行能力,但是脑卒中患者的步行训练并不是越早越好,如站不稳时就急于行走容易形成异常步态,常见的有患侧下肢僵直呈"划圈样"步态,异常步态一旦形成往往难以矫正,此外也容易发生跌倒等意外,加重患者的损伤。因此脑卒中患者必须在经过前期的康复训练具备以下条件后才能进行步行训练:①能完全站稳,能控制好身体的重心而不跌倒。②患侧下肢具备足够的负重能力,能独立支撑约 3/4 的体重。③患侧下肢能主动屈曲和伸展髋、膝关节。欲速则不达,不要盲目追求速度,步行训练的康复是一个过程,一定要根据康复师的步骤,一步一步来,正确的康复才能加速患者恢复。

康复锻炼对脑卒中患者的预后起着很大作用,及时有效的康复锻炼可以减少后遗症的发生,康复锻炼不仅仅局限在医院内,出院以后的家庭康复锻炼也尤为重要。

(1)偏瘫后康复治疗开始时间:患者生命体征稳定,症状体征不再进展,应尽早行康复治疗。

(2)早期可以将患者摆放良肢位:鼓励患侧卧位,适当健侧卧位,尽可能少采用仰卧位,应尽量避免半卧位,保持正确的姿势。

(3)早期康复训练应以循序渐进的方式进行。

（4）上肢训练：动作一，取仰卧位，Bobath握手（双手手指交叉，患手手指置于健手手指之上）；将双手置于胸前，健侧手带动患侧上肢缓慢向上举起，肘关节尽量伸直；返回时，缓慢下降上肢至起始位，反复练习。动作二，取仰卧位，Bobath握手；将双手置于胸前，健侧手带动患侧上肢缓慢向上举起，往头顶方向上下摆动，肘关节尽量伸直；缓慢回到上肢起始部；反复练习。

（5）下肢训练：取仰卧位或半卧位，膝部伸直。①背伸，脚尖向上钩，最大位置保持5~10秒，每次10分钟，每天做5~8次。②跖屈，脚尖向下踩，最大限度脚尖朝下，最大位置保持5~10秒，每次10分钟，每天做5~8次。③环绕动作，以踝关节为中心，足尖行360度环绕，尽力保持动作幅度最大，每次10分钟，每天做5~8次。

（6）根据患者病情做一些肢体关节的屈伸、外展、内旋等动作、平衡训练、言语康复训练等。

（7）康复训练原则从大关节到小关节，从近端到远端，能配合锻炼到主动参与，完全不能配合者由他人被动活动，家属鼓励患者能自己做的事就自己做。

（8）回家后可以参照康复师拍的视频进行康复锻炼动作，每天定时定点，坚持康复锻炼。进行康复锻炼可缓解患者焦虑、抑郁等不良情绪，增加患者战胜疾病的信心。

陆陆续续有一个星期，把要注意的事情交代个大概，不只是恢复和护理，还有饮食情况和心理情况。特别是饮食情况，卒中是不健康生活习惯长期发展的过程，而饮食方面的不健康习惯，对卒中恢复阻碍是很大的。

在生活方面需要注意以下内容。

（1）控制饮食：享受低盐（每天5克以内）、低脂肪和低热量饮食，简朴膳食模式食物为主，蔬菜、水果、豆类、鱼、粗制大米或面粉构成的食品中富含不饱和脂肪酸、胡萝卜素、维生素E等可降低脑卒中的风险。少吃糖类和甜食。

（2）运动：每天适当的活动，每次至少30分钟。若是老年人或者身体虚弱者，避免剧烈运动，可进行慢跑、散步、打太极拳等有氧运动。活动可有效促进血液循环，提高机体抵抗力。

（3）药物：降压药要按时服用，不可随意增减药物或者擅自停药。高血压是引起脑卒中的重要危险因素，应引起足够的重视。高血压患者应长期服药，同时监测血压，服药期间应注意用药的不良反应，如胃肠道不适等，若有不良反应，应及时咨询医生。

（4）避免脑卒中诱因的刺激：情绪激动、用力排便、过于劳累、暴饮暴食、气温骤变及季节的变换等都是脑卒中的诱发因素，生活中应注意避免诱因的刺激。

（5）脑卒中的季节性预防：冬季因为气温低，血管收缩，血压升高，易发生出血性脑卒中。夏季气温高，血管扩张，血压降低，易发生缺血性脑卒中。所以，冬季应注意身体的保暖，夏季要多饮水，补充机体损耗的水分，避免因血液黏稠而引起脑血栓。

（6）戒烟限酒：吸烟者的脑卒中风险为不吸烟者的两倍。每天饮酒的乙醇含量超过

60 克时发生脑卒中的危险明显增加。保持良好生活方式,定期进行健康体检。生活规律化,防止情绪波动。随着生活方式的改变,应该养成健康的生活习惯,如戒烟戒酒、规律起居饮食等都可以有效减少脑卒中发生的风险。同时,每天保持适量运动和膳食平衡,摄入充分的水果、蔬菜、谷类及适量的蛋白质,从而预防脑卒中的再次发生。做到早发现、早治疗。

另外,卒中恢复程度大小,和心理作用的相关性也非常大,由于患者老家是农村地区,老百姓对于脑卒中、残疾或者智力缺陷或多或少有观感上的异样,这就给患者造成不小的压力,俗话说的就是被别人"戳脊梁骨",指指点点的受不了。所以我特别告知患者家属,家人必须要为患者减轻心理压力,要注意与患者情感上的沟通,关心、体贴、接近患者,使患者感到受尊重重视,把忧虑、恐惧的心理转变为配合治疗的积极行为,保持乐观轻松的心情,树立战胜疾病的信心。

2020 年 8 月 10 日患者病情基本稳定,于当天转回老家治疗,走时对我们依依不舍,患者的妻子拉着我的手连声说谢谢,多亏了我们,他才恢复得这么快的。尽管他什么也不会说,但他用左手对我竖起大拇指。

五、相伴(出院随访)

1 个多月以后,我打电话随访。

"喂,你好,我是河南省人民医院的……"

还没有等我把话说完,他的妻子就说:"你是朱护士吧? 我听出你的声音了。"

我询问:"患者恢复得怎么样了?"

她告诉我:"他现在恢复得很好,出院后我们就在某市人民医院一直做着康复,现在右侧胳膊腿都比以前好太多了,自己会坐、会站、会走路了,就是走得不太好,还是不会说话。"

"回去后除了在医院做康复外,在家里有没有按照我教你的方法锻炼啊? 口腔操有没有坚持做啊?"

"一直坚持做的,包括吃饭都按照你说的少盐少油,尽量不吃油炸的、咸菜、咸鸭蛋和酱。药也天天吃,没敢断过,就是总觉得这儿的医生和护士及其技术没有你们那好,我想过段时间再去你们那给他看看。"

我回复并且叮嘱她:"好的,等到了 6 个月也该来复查支架情况了,一定要过来检查啊,到时候提前联系,给你安排好床位,检查不用太长时间,不耽误正事。"

回访制度的坚持真的非常重要,对于患者和患者家属来说,经常会出现治病能竭尽全力,康复训练敷衍了事,刚出院的患者一般都很严肃对待康复训练,都当成有效且免费的治疗手段,做得非常好。但是人的惰性是不可避免和消除的,卒中后遗症的康复是一个长期且缓慢的过程,康复训练的效果也会逐渐从"比之前好了不少"变成"没有变差多少"。第二次回访时就出现了这样的苗头。

"喂,你好,我是河南省人民医院的护士,给您打电话是做卒中恢复的二次回访!"

"你好你好,患者现在已经好太多了,凑合能走,勉强能说话,比犯病那会儿强几百倍。"

"嗯,不错,那康复锻炼还坚持吗?都做了哪些运动?饮食习惯纠正过来没?"

"坚持了坚持了,就是觉得天天麻烦那么多,和以前比也没有太大的区别啊,护士,这个现在是不是没啥用了?是不是可以停了?"

从家属的话里明显可以感受出来,枯燥的康复训练,乏味的健康饮食和感觉不到效果的坚持,已经消磨掉了患者和家属的耐心。我耐心地听了患者和家属的诉说,尽量用使其感到亲切的语气,再次强调了坚持健康饮食、康复锻炼的好处,给患者和家属打上一剂"强心针",让患者能长期坚持下去。

如果没有这次随访,很可能患者因为得不到有效的帮助并且感觉坚持下去的收益接近于无而放弃。这就为卒中后遗症留下了恶化的隐患。

坚持随访,耐心听取患者及家属诉说,针对性地进行心理安慰,指导家属多与患者沟通,能明显解除患者顾虑,使其情绪稳定,有利于康复;反复向患者和家属讲解相关知识和预防的重要性,使患者和家属明确有效控制卒中危险因素,是预防卒中复发的重要手段,在家庭内部产生预防卒中的第一道防线。坚持嘱咐患者正确服药,遵医嘱定时定量,讲解所有药物的作用和不良反应、用药注意事项和长期服药的意义,防止急功近利思想造成危险。讲明白康复训练的意义,对训练效果要及时鼓励肯定,增加患者在训练的自信心;指导患者养成良好的生活习惯,合理饮食,清淡适量,防止便秘,保证睡眠。一定要给患者树立坚持康复训练、坚持良好生活习惯、坚持正确用药的理念。

六、尾声

护理工作中,每天面对形形色色、来自各行各业的人,俗话说的好:"人上一百,形形色色",跟患者的沟通大多数都能顺利进行,也有极个别真的是难以沟通,刚开始对我们工作的不信任,处处挑毛病,后来通过我们不断地沟通、关心、照顾,处处站在患者的角度去考虑,他们对我们的态度慢慢有了改观。最后对我们充满了感恩与感谢。

沟通无限,幽默风趣的语言,设身处地地为患者着想,或许能使他更愿意为你敞开心扉。希望通过这个案例分享能使大家开心一笑的同时在以后遇到类似患者时,可以做到合理有效的沟通,走出时刻碰壁的困局。

护士这个职业在很多人眼中是平凡的不能再平凡的职业,我们有我们的职业操守和职业道德,如果没有博爱、慎独的精神和专业的技术是干不了这个职业的,它不同于流水线上的工人,也不同于整天待在实验室里的科研人员,它不仅要有过硬的理论知识和专业临床操作技术,更多的是需要融入个人情感,就像特鲁多医生曾说的"有时去治愈,常常帮助,总是去安慰"。先进的医疗技术固然很重要,它能帮助大多数患者缓解疾病的痛苦,而护士是陪伴患者走夜路的人,虽然不能改变夜的黑,但我们的陪伴可以增加患者走夜路的勇气。

作为一名护士,要有坚定的信念并且心怀梦想,要有同理心和同情心,这是最起码的善良;要有为医学事业奉献的情怀与素养,这是一种能力、格局,更是文化的传承,核心表现为"无须提醒的自觉和以约束为前提的自由",医务人员要有不可摧毁、不能动摇的坚强人格,在我们医疗水平不断提高的同时,我们人文服务也在不断提升。

也许,这些瞬间是我们工作的常态,这些感动拉近了护患关系,让我们在一个充满温暖的环境中互帮互助,在我们疲劳的时候,在我们失落的时候,在我们迷惑伤心的时候,不停地给予我们力量,让我们重整旗鼓,心怀感恩地继续上路,我们始终坚信,心若向阳,必会温暖人间。

案例 5　此"瘤"非彼"瘤"

一、初识

崭新的一天开始,科室的入院高潮又如约而至。在这里,没有男女之别,只有工作之分,只要身着一袭白衣,就瞬间开启"脚底生风""马不停蹄"的工作模式,就算是动作很麻利的护士,也逃不过加班的定律。但即使这样,我的工作热情丝毫不减,仍旧期待着通过自己的双手去帮助更多的患者。我是脑血管一病区的一名健康管理师,主要的工作职责是负责患者从入院到出院,出院之后回归家庭,回归社会以及延及余生的健康管理及健康指导。每天早上,我穿梭在熙熙攘攘的病房中,捕捉着各种各样的声音,焦急的催促声、悲观的叹息声、倔强的吵闹声、低沉的哭泣声……随着这些声音,我便开启了一天的工作。

某天一早,护士站就被将要办理入院的患者和家属围了个水泄不通,我安抚好大家焦急等待的情绪,开始有条不紊地安排床位,然后按照轻重缓急开始逐一问诊、接诊。在接诊至半数之时,其中一位中年女性引起了我的注意。她很瘦小,皮肤黝黑,前额飘着几缕凌乱的发丝,眼睛很大却显得有些无助,眼神里透露出来局促惊慌不安的神情,一双微微颤抖的手无处安放,所以显得格外得紧张。我暗暗地记在心里,于是快速地解决完手头工作,然后主动找到她,看看有没有什么可以帮得到她的。在详细地询问中得知,患者是她的丈夫,之所以很紧张,是因为对疾病不了解,感觉丈夫得的病很严重,想到丈夫是家里的顶梁柱,突然一生病,上有老、下有小,家里的事情都离不开他,这个大姐瞬间就觉得压力倍增。

关于丈夫的病情,还要从一年之前说起。一年前丈夫就出现了头晕的症状,当时并没有引起足够地重视,以为是干活给累的,再说庄稼人哪有那么娇气,加上丈夫朴实隐忍的性格,这样的情况断断续续地持续了一年,也都忍下来了。近一周来感觉头晕症状逐渐加重,连干活都受了影响,于是就去了当地的医院就诊,做了个头颅 MRI 检查,结果被诊断为动脉瘤。因为当地的医疗水平有限,无法手术,医生建议他们到上一级的医院进行接下来的检查和治疗。她隐约感受到这个病的严重性,暗自认定丈夫得的病一定不简单。于是让孩子提前在网上预约挂号,见到了脑血管病门诊的专家,最终来到了这里……她不禁哽咽起来,眼角泛起了泪光。我看穿了她的顾虑与不安,拉起她的手安慰道:"您别那么紧张,没有您想的那么严重。脑动脉瘤它不是肿瘤,只是血管壁上异常的突起,是可防可治的,接下来我慢慢讲给您听。"

安排好床位后,我见到了大姐的丈夫,我仔细看着站在我面前的这位中年男人,大约中等身高,微凸的"啤酒肚",皮肤黝黑,经过问诊,我大致了解了患者的基本信息:张某,男,47岁,初中文化程度,货车司机,高血压两年,未规律服药,无过敏史。吸烟20年,每周饮酒一次,量约250毫升。

做为病区的健康管理师,我迅速意识到现在需要解决的问题有两方面:一是帮助患者熟悉病房环境,知晓管床医生和责任护士,按医嘱正确服药,控制并稳定好血压,继续完善相关检查,预防跌倒坠床,合理进行低盐低脂饮食,控制体重,同时还要戒烟限酒。二是做好家属的安抚工作,使其协助患者尽快完善检查,照护好患者,预防不良事件的发生,了解疾病的病因及相关知识,缓解紧张焦虑情绪。

二、初次评估与宣教

一天晨间护理后,护士长带领我们进行床旁交接班,在巡视到他们床边时,我发现大哥躺在床上表情淡漠一副生无可恋的样子,大姐则在旁边唉声叹气。我心想:这是怎么了,出了什么事?于是,我把大姐拉到了病房外,轻声地询问:"大姐,咱们这几天检查都做完了吧,我在查房时,看到你们两人情绪不太好,出了什么事,我能不能帮到你?"大姐心存疑虑地看着我说:"王护士,我们今天早上去拿检查报告单,上面写着动脉瘤。这好端端的人,咋得的肿瘤呀。我老公可是家里的顶梁柱,万一他倒下了,我们以后可怎么办。"说完已是泣不成声。

于是,我拉着大姐的手,来到了病区走廊上动脉瘤疾病知识宣传板面前,指着上面的图片告诉她,动脉瘤是由于动脉壁的病变或损伤,形成动脉壁局限性或弥漫性扩张或膨出的表现,以膨胀性、搏动性肿块为主要表现,可以发生在动脉系统的任何部位,而以肢体主干动脉、主动脉和颈动脉较为常见。打个比方,就像我们骑的自行车,车骑的时间长了,车子的内胎会受到磨损,有些地方就会变得很薄,车胎内的压力不断冲击着这些地方,就会形成一个凸起,这个凸起会随着压力不断的增加,而变得越来越大,最终在车胎上形成个包。动脉瘤就好比动脉血管壁上的这个包。车胎里的气压在不断加大时,就像我们吹气球,吹着吹着气球会变得越来越薄,最终"砰"的一声,爆炸了呀!那么动脉瘤一旦破裂了,就会引起脑出血,后果不堪设想。如果是单纯的动脉瘤,发现早,早治疗,都能取得很显著的疗效。就像大哥这样的情况,我们就可以根据动脉瘤大小和位置,决定是手术治疗还是保守治疗,往往这些动脉瘤都是预后较好的,而且大多数都没有后遗症。

"王护士,你讲得真清楚呀,我现在明白了,原来我得的不是肿瘤呀,我还是有希望的!"身后突然有人惊喜地谈道。原来是张大哥不知道什么时候悄悄地站在了我们的身后,或许是看见大姐离开了病房心中焦急,又或是想着大姐为自己的病情过分担忧吧。此时我内心很是感慨,人到中年生活不易,各方面的压力都在他们的身上,肩上的担子可不轻呀!这场突如其来的意外,不仅考验着他们夫妻感情,而且还能增进他们之间的情感交流。俗话说得好,患难夫妻见真情。

经过主管医生查房后,张大哥需要先做个DSA,也就是全脑血管造影术。于是我把张大哥及几位患者集中在医生办公室,再次对他们进行了术前宣教。全脑血管造影术,目的就是要看看供应大脑的主要血管在造影剂的显影下血管的情况,同时我们还能在显影下看到动脉瘤的位置、大小以及形态,这是诊断动脉瘤的金标准。

第二天依旧是在晨起查房时被眼前的一幕逗笑了,只见大姐手中端着一碗鸡蛋羹,正用小勺挖了一勺,送到张大哥嘴边,张大哥难为情地说:"我自己来,我自己吃,不用你喂我,我又不是不会动了。"大姐急忙说道:"人家小王都说了,你这不到时间呢,还不能坐起来,不能乱动,我喂你吃饭,你害羞什么。""对呀!张大哥,你们也是患难夫妻了,大姐喂你吃,你就吃嘛。别忘了我昨天给你讲的注意事项,你可是答应我能做到的呀!"我一边跟大哥开着玩笑,一边又查看了他大腿根部穿刺点的情况,触摸了下肢的皮温和足背动脉搏动情况,确定一切都是正常的以后才离开。

通过这几天的交流,我大概了解到张大哥的家庭情况,他是大货车司机,常年外出跑车,吃饭休息不规律,有的时候为了赶送货时间,还和他的搭档轮流开夜车,经常在外面吃饭,喜好吃猪头肉、猪大肠等。这些不合理的饮食习惯,导致了他的血脂升高。再加上这两年,大儿子考上了大学,小女儿也上了高中,家里的开销增加了不少。而大姐是常年在家务农,照顾家里老人和孩子的生活,收入一般。于是,他想减轻家里的经济负担,就想着趁着自己正当壮年的时候,身体还硬实,就能多干一点是一点,能多挣一点就多挣一点,没日没夜的辛劳,引起了头部发懵的情况,当时没在意,后来症状加重了,才去医院检查,发现得了高血压。因为思想上的不重视,张大哥的降压药,未能按时服用,就导致了他的血压不稳定。然而,就是因为在他的血管里面,血压不断升高或者时高时低,血液就会不断地冲击着血管壁,逐渐地在血管壁的薄弱处,撑起一个小包,这就形成了动脉瘤。排除了遗传因素,我从生活中的蛛丝马迹寻找出了张大哥患动脉瘤的两大原因,一是不良的生活方式,二是没有控制好高血压,两项高危因素的综合作用,诱发了动脉瘤的形成。我梳理清楚了张大哥的病因,并把这些讲给了两口子听。

高血压也称血压升高,是血液在血管中流动时对血管壁造成的压力值持续高于正常的现象。高血压是最常见的慢性病。大多数患者可在没有任何症状的情况下发病,当血管壁长期承受着高于正常的压力时,若不及时控制,则会导致冠心病、脑卒中等严重疾病的发生。高血压的发病率随着年龄增长而增高,40岁以上者发病率更高。长期的精神紧张、激动、焦虑,受噪声或不良视觉刺激,膳食结构不合理,如食用过多的钠盐、低钾饮食、大量饮酒、摄入过多的饱和脂肪酸均可使血压升高。同时还有吸烟、动脉粥样硬化、某些药物或特殊疾病等因素也会引起高血压的发生。高血压还会引起头晕、头痛、颈项板紧、疲劳、心悸等,严重的还会导致心、脑、肾等器官的损害和病变,如脑卒中、心肌梗死、肾衰竭等。临床上高血压可分为两类:原发性高血压和继发性高血压。张大哥的高血压经过检查诊断为:原发性高血压。不同患者高血压管理的目标不同,医生面对患者时在参考标准的基础上,根据其具体情况判断该患者最合适的血压控制范围并采用针对性的治疗措施。总而言之,高血压的控制,还是要从改善生活方式入手,推荐使用24小时长效降压药物控制血压。

此外,张大哥的高脂血症也不容忽视。血脂是血浆中的胆固醇、甘油三酯和类脂等的总称。高血脂是指血液脂蛋白携带的脂质,如甘油三酯(TG)、总胆固醇(TC)的水平异常升高。

高脂血症是人体脂质代谢异常表现,临床主要分为三类:高胆固醇血症、高甘油三酯血症和混合性高脂血症。张大哥的血脂检测结果是:高胆固醇血症。胆固醇是人体体内产生的一种脂肪,它对于维系正常的机体运行至关重要,但过多的胆固醇就会导致血管狭窄,从而增加脑卒中和冠心病的风险。控制体内血胆固醇水平,需要低盐饮食、减少饮酒、经常锻炼,此外,还可以服用他汀类药物调节血脂。这类药物是阻断胆固醇代谢中的一种酶来发挥降血胆固醇的作用。

还有张大哥不良的生活方式:吸烟和酗酒。吸烟是造成冠心病、脑卒中、主动脉瘤和外周血管疾病的主要原因之一,其中吸烟是心脑血管疾病发生的独立危险因素。世界卫生组织(World Health Organnization,WHO)已将烟草依赖列为一种慢性高复发性的精神和行为疾病。烟草会造成心肌血流量、心肌氧及营养物质需求失衡,进而导致急性心肌缺血;同时,会损伤血管内皮,造成血管功能障碍,影响其舒张功能。吸烟可促进血液形成高凝状态以及引起其他动脉血管粥样硬化。目前,全世界近2/3的吸烟者集中在包括中国、印度、美国等在内的10个国家,其中中国吸烟人数占世界吸烟者总数的近30%,居于首位。中国吸烟人数约3.5亿,每年有100多万人死于烟草相关疾病。过量饮酒(酗酒)可引发60多种危害健康的疾病和威胁生命安全的事件,占全球疾病负担的4%,其致死致残人数是吸烟和高血压危害的总和。长期大量饮酒会导致心脑血管自主神经病变,是脑卒中发病的重要因素之一。

正是因为有着不良的生活习惯,所以才导致了张大哥的肥胖。肥胖已经成为人类致残和死亡的主要原因之一,肥胖患者全因死亡及心血管疾病的死亡风险高于正常人。肥胖患者多有高血压、高血脂等诱发脑卒中的高危因素。作为脑卒中的重要影响因素,超重或肥胖者患脑卒中的风险是体脂量正常者的1.81倍。从脂肪分布情况看,腹型肥胖比匀称性肥胖者患脑卒中的危险性更高。同时肥胖也对脑卒中偏瘫患者的康复效果有负性影响,会降低患者肢体运动能力,延迟患者生活自理能力恢复,影响患者的康复治疗效果。不同的国家地区,对肥胖的划分存在一定差异,2003年《中国成人超重和肥胖症预防控制指南》确定了中国成人超重和肥胖的界限：BMI≥24 千克/平方米为超重，≥28 千克/平方米为肥胖。

在与张大哥夫妻交谈中，我发现他们虽然文化水平一般，但是对于疾病的理解能力还是相当好的，中间有些理解不到位的地方，我适当提醒和补充，就能达到比较满意的效果，可见其用心。在我的提醒和建议下，张大哥准备买一个电子血压计居家使用。于是，我又重点宣教了测量血压的方法。

测血压的注意事项：①测血压之前先安静，最好能够休息 15 分钟；②手臂高度应该跟右心房高度相同，上臂平放于桌面，放平血压计，驱尽袖带内空气，平整无折地缠于上臂中部，松紧以能插入一指为宜。③过紧可使测得的血压偏低；过松可使测得的血压偏高。气袋的中部应对着肘窝，使充气时压力正好压在动脉上，袖带下缘距肘窝上 2~3 厘米，将末端整齐地粘贴好，开启电源开关。④记录测量的数值时，采用分数式，即收缩压/舒张压。当口述血压数值时，应先读收缩压，后读舒张压。

张大哥学得很快，不一会儿拿着血压计给大姐测量了起来，他们两个你一言我一语的，场面很是温馨！

三、再次评估与宣教

接下来的几天依旧忙忙碌碌，一日午后，我伸了伸懒腰，工作即将告一段落。大姐来到了护士站，焦虑地说："小王，我还是要麻烦你。""大姐，您是不是要问我张大哥的手术安排。""是呀，小王。刚才我们的主管医生和我们讲了手术方案，有两种，让我们自己选择，我一点儿主意都没有，想请你再给我们讲讲，看看哪一种手术适合？"大姐问道。"我就是想找您说这事呢，大姐。对于动脉瘤你们已经了解了，张大哥的动脉瘤是基底动脉尖动脉瘤。长在这个位置上的动脉瘤，手术方法有两种，一种是神经外科开颅手术，另一种是脑血管微创介入手术。"我回答道。"王护士，是不是像我们旁边住的那个阿姨，她就是做的开颅手术，手术前头发都剃光了，手术后回到病房，我看到她的头上缠满了纱布，还有一根细长的管子，从管子里流出来好多的血，太吓人了。我都不敢想，要是我老公也这样了，可怎么办？"大姐的眼神中流露出惊慌的神情。"大姐，你别害怕，刚才我不是告诉你了，有两种方法，可以治疗张大哥的动脉瘤，您说的是其中一种。在早些年，像张大哥的情况，只能选择开颅的方法，现在医疗水平在不断地进步和发展，我们有了微创手术技术，可以把外科一些不必要的风险降得最低，通过微创的方法实施手术。"我耐心地说。

动脉瘤的手术方案，临床采取两种术式，两种方法各有优缺点。①神经外科开颅手术，采用一种金属夹，将动脉瘤的瘤体，用金属夹从动脉瘤的颈部夹住，从而就阻断了进入瘤体内的血流，使瘤体逐渐萎缩。缺点是手术伤口创面大，对人体的创伤大。优点是手术费用相对低。②脑血管微创介入手术，采用金属弹簧圈填塞于动脉瘤的瘤体内，或者是在发出动脉瘤的血管壁上放入金属的密网支架，通过血流动力学的改变，减少或阻断血液不断地向瘤体内流动,使动脉瘤的瘤体因为弹簧圈的填充,或是密网支架的放入,逐步填平,或是逐步萎缩,从而达到治疗的效果。缺点是手术费用相对较高。优点是手术创面小,属于微创手术,对人体伤害小。但是还有一种情况,就是微创手术到达不了的大脑部位,就只能采用开颅手术方法。

我们脑血管病一病区是综合病区,是神经外科和脑血管介入科融合而成的科室。科室医疗团队多学科互融贯通,为不同的患者提供全面的诊疗方案。护理团队把神经外科的护理和脑血管介入的护理两大专业融合一体,为不同患者提供全面的护理服务。

在脑血管病医院动脉瘤亚专科是李天晓院长带领的优秀医疗团队,技术水平在全国都是数一数二的。秉着对患者高度负责任的态度,最终选择了最适合张大哥的手术方式,即脑血管微创介入手术。"大姐你们来到我们科室,就对了!"我宽慰她说。"我们在这住了这么几天,看到咱们的医生和护士,都是那么的认真负责,找到你们,我们放心!但是我老公还是有点担心。"大姐刚舒展开的眉头,又渐渐紧缩起来。于是,我想到旁边房间病床的另一位患者,已经是动脉瘤栓塞术后的第3天了,手术效果很理想。我想借助他的亲身经历,通过榜样的力量,来给张大哥树立信心!他和张大哥的病情有相似之处,再加上两人的年龄相仿,便于他们之间的交流沟通。"同病相怜"的两位患者,在相互交流之后,大姐紧缩的眉头逐渐舒展开来,张大哥之前紧张的面容也消失了,嘴角泛起了一丝笑意!我走上前去,拉起大姐的手说:"放心吧,我们一起努力!"

最终张大哥在全身麻醉下做了脑血管介入微创手术,手术很顺利,并在逐步康复中。手术3天后的一个下午,张大哥做完治疗后在走廊上走来走去,一问才知道他原来是在锻炼身体减肥。我带着他来到护士站,拿出来放在护士站的宣传栏内太极拳的宣传手册,向他讲解到练习太极拳对于他的高血压、高脂血症以及肥胖都能起到很好的效果。太极拳治疗高血压,要求练习时心静体松,动作柔和,使肌肉、血管放松,通过连续不断的旋转运动,对全身的皮下血管起到良性的按摩效果,长期坚持能够有效舒张血管,降低血压。同时练太极拳时用意念引导动作,思想集中,心境宁静,能有效缓解精神压力,有助于血压下降。太极拳还能治疗高脂血症,太极拳作为有氧运动能够促进能量消耗,增加脂肪燃烧,降低游离脂肪酸及血浆甘油三酯水平。同时能有效地改善血浆脂蛋白的成分,降低总胆固醇、甘油三酯、低密度脂蛋白胆固醇水平,提高高密度脂蛋白胆固醇水平,从而增强抗动脉粥样硬化能力,防止动脉硬化及预防脑血管疾病的发生。不仅如此,太极拳也能治疗肥胖症,太极拳练习能够消耗体内多余的脂肪组织,从而吸收转化能量以供身体所需,被称为"不流汗的减肥"运动。除此之外,很多肥胖由内分泌失调引起,太极拳能调节内分泌系统功能,有效缓解内分泌失调等症状,达到减肥的目的。总之,太极拳是一项温和的身心运动,对于脑血管疾病患者的康复具有积极作用。

四、出院

张大哥终于迎来了出院的日子,早上就看到张大哥夫妻两人,穿戴整齐,整理好东西。"张大哥,祝贺你今天出院了!看到您能康复出院,我们真心为您高兴,这也是对我们最好的回报!""谢谢,太感谢你了,王护士!咱们科室的主任们技术高!护士们也都负责得很呀!"朴实的话语,流露出最真挚的情感。此时此刻,我非常理解他们的心情,对于他们来说,得了这个病好似晴天霹雳,打破了他们家庭原本的宁静和幸福。一位四十多岁的中年男人,突然患病,面临着许多个未知情况,他是家里的顶梁柱,是他爱人的"主心骨",是他孩子们背后的"靠山",经历跌宕起伏,跨过重重考验,终于迎来了今天的治愈出院!这时,我才发现我们不仅仅是救治了一位患者,更是挽救了一个幸福美满的家庭!

在给张大哥夫妻交代完怎么出院结算后,我又讲起了出院后的注意事项:第一,定时测量血压,做好记录,便于复诊。第二,注意饮食,少盐,坚持用限盐勺,每人每天不高于5克。每天的蔬菜、水果不能少于半斤。少吃肥肉。第三,遵医嘱用药,切忌随意减量或停药。高血压是一种可控但须终身服药的疾病。第四,适量锻炼,练习太极拳。每周3～4次运动。第五,戒烟限酒。第六,出院1个月后复查肝肾功能。第七,定时复诊。需要间隔6个月和12个月的时候来医院复诊,依恢复情况决定药物是否需要调整。其间护理人员会在第1个月和第3个月的时候电话回访。第八,保持心情愉悦,减少心理压力,尽量不熬夜。

"张大哥,出院证千万要拿好!另外,这是我们病区的动脉瘤患者微信群的二维码,您扫码加入一下,这个群里面不仅有我们科室的医护人员,而且还有营养师和康复师,回去之后有什么问题都可以在群里问我们,我们会及时回复的。回去之后的注意事项,我们都写在出院证上了,您一定要改掉不良生活习惯!少吃肥肉、猪大肠,减重,减腰围,控制好血压,避免重体力劳作,尽量不熬夜,保持好心情!我们一起共同努力!"张大哥夫妇笑逐颜开,"好好好,我们一定照做!王护士,你们想得太周到了!我都不知道说什么好了!""您一次住院,我们全程负责做好整个生命周期的健康管理,为您疾病的康复保驾护航!以后做回访的时候,您一定要抽出时间回复我啊!"

开开心心地送别他们夫妻俩,既有不舍,又不想在医院这种地方重逢,但愿他们经历过这次事件,更加珍惜健康,爱护自己的身体!

五、回访

1个月的时间很快就到了。又到了回访时间,一天下午,我打开电脑,按照回访表逐一进行电话回访。"喂,你好!我是河南省人民医院,脑血管病一病区的健康管理师,王……"我话还没说完,一个热情的声音在耳畔响起,道:"王护士,是你吗?"张大哥那憨厚的声音响了起来。"是我啊,张大哥,您出院回家有1个月了,我想问问您,回家之后,头还晕不晕了,出院带的口服药都按时吃了吗?""王护士,您放心!我住院时你给我交代的注意事项,我都按你说的做呢,现在头也不那么晕了。""是王护士吧,我是你大姐,我老公现在都在按时吃药,你说出院1个月后,复查肝肾功能,我们昨天就去县医院复查了,结果我发在了咱们的动脉瘤微信群里,医生说他的甘油三酯比出院前下降了不少呢。""真好,看来张大哥管住嘴,迈开腿了。""是呀,护士,他有时候嘴馋的时候,想吃口猪头肉,我就说王护士说了,你可以吃瘦肉,少吃肥肉,你可是答应能做到的呀。这1个月来,我给他按照你说的少油少盐,清淡饮食,变着花样给他做,你没见他肚子比之前都小了一圈呢。""张大哥,你有这位贤内助,真是太幸福了!""王护士,也就你夸我,他呀,总觉得我管得太严了。""我哪有呀,我不是一直都听你的吗。"张大哥抢着说。隔着电话,我都能感觉到,夫妻两个幸福的样子。"您坚持得很好,您很棒! 大姐很支持您呀!""是呀,她可真没少费心思!""他还把烟给戒了,我真是没想到。"……电话一边,大姐说完开心地笑了起来。听着他们两个互相夸奖的声音,我会心地一笑说,"那太好了,张大哥真是有毅力,这也离不开你在背后一直支持他。""是呀,他呀,现在一有时间就在院子里面,打打太极拳,你别说,我看着还像模像样的。以前的老朋友来家里窜门子,他就告诉人家,没事的时候多打太极拳,既锻炼身体还能治病。"听到此,我深深地感受到,作为一名健康管理师,责任之重大,任务之艰巨,我们在治疗患者疾病的同时,要做好"三级预防",已知的疾病做到采取措施,积极治疗。已发生的慢性疾病做到控制好原发病,减缓疾病的进展,防止并发症,防止伤残。对于已造成的伤残,丧失部分劳动能力的,要积极通过康复治疗,提高部分生活能力。所以,我们只有勉励前行,脚踏实地做好本职工作,才能更好地为广大患者促进健康,恢复健康,保持健康!

第二篇

神经外科疾病篇

案例6 让微笑留下 把肿瘤带走

"平安是福"这句话是人类一生所追求的美好愿景,没有一个好的身体,健康谈何而来,没有健康,一切身外之物又有何用。成年人为了生活四处奔波劳累,用身体健康换取金钱,只是为了给年迈的父母和年幼的子女一个良好的物质环境,每天下班回家面对无忧的他们,这可能是成年人最幸福的一件事情了,但是又有多少家庭能够拥有这美好?钟南山院士说过:"医疗离不开护理,三分治疗,七分护理。"在医院工作的这些年头,我始终做到以患者为中心,每天用自身的专业护理知识,为患者的健康考虑,减轻患者的痛苦。虽然不能像医生那样对症下药,但是可以做到对症护理,配合医生赶走疾病。同时帮助患者及家属增加对所患疾病的认知,提高他们战胜疾病的自信心。

颅咽管瘤是由于某些先天性因素影响,胚胎发育异常,未完全退化的颅咽管上皮残余细胞继续生长,形成一种先天性生长缓慢的良性肿瘤。文献资料显示:颅咽管瘤占颅内肿瘤的2%~5%。居第5位。颅咽管瘤的发病年龄分布呈现双峰形式,第一峰期为5~15岁的儿童期,第二峰期为50~75岁的中老年。男童较多于女童,比例接近1.4∶1。颅咽管瘤多位于鞍区或鞍上区,在眼睛的正后方,与视交叉、双侧颈内动脉关系紧密。肿瘤压迫脑垂体及下丘脑,会导致患者生长发育不良,青春期延迟,过度口渴,排尿过多;视神经及下丘脑受压,导致患者体重增加、睡眠记忆问题及疲劳;神经通路受压,患者出现视力下降,视野缺损,严重者可发生视神经萎缩,甚至失明;如果肿瘤突破鞍隔向鞍上间隙生长,会导致第三脑室堵塞,引起患者头痛、呕吐、意识混乱。

一、初识(患儿入院)

故事发生在2021年秋天,河南省人民医院。患儿苗苗,男,10岁,经鼻内镜切除颅咽管瘤后1年肿瘤复发,视力下降,视物模糊,反复头痛,发育迟缓。年轻的妈妈捧着一沓厚厚的病历资料,满含担忧与希冀来到河南省人民医院脑血管医院神经外科二病区,找到了王主任,就像在黑暗中找到了一束光亮。面对如同密码组合般的诊断难题,王主任带领团队,抽丝剥茧寻病因,步步为营,精准诊断,击退"恶疾",切除肿瘤,留住了他的光明,成功挽救了一个年幼生命、一个美满家庭。10月16日,病房里,一位可爱的男孩,拿着手机看着视频,不时也会在病房走廊上散散步,10岁的苗苗一点也不像才做完脑瘤切除手术的孩子,他活泼又乐观,每次见到我们都会亲切地打招呼。"两年了,我们一家都为孩子的病发愁! 看着孩子生病,我宁愿生病的是自己,我们特别感谢王主任团队,这次手术顺利完成,给我们一家人带来希望。"苗苗的妈妈说着两年来带着孩子的求医之路,热泪盈眶。

二、相知

通过交流了解到,10岁的苗苗生活在一个幸福的家庭里,童年本应是享受天真快乐的幸福时光,然而命运却给他沉重一击。2019年5月,苗苗像往常一样上学,可是近来,苗苗感到头痛总是一阵阵的袭来,有时候夜里痛得睡不着。起初孩子的家人还以为是孩子学习压力太大导致头痛、失眠等症状,便去诊所给他开了些口服药,但苗苗的症状一直没有缓解,头痛也越来越厉害,且发作次数频繁,持续时间延长,疼痛部位以双侧眼眶为重,伴左眼视力明显下降。苗苗一直在家,没有磕到没有碰到,怎么会突然头晕呢? 这些异常症状引发了苗苗父母的警觉。心急如焚的他们来不及多想便带着孩子来到医院检查。到医院后医生却让父母带着苗苗做脑部磁共振。孩子又没有其他症状,为什么要做脑部的核磁呢? 怀着让孩子做全面检查更放心的心情,做了脑部的磁共振,可检查结果却给这幸福的家庭来了个晴天霹雳。脑部磁共振发现苗苗有一个脑部的颅咽管瘤。

苗苗的一家人一下子陷入绝望,孩子这么小,有了脑肿瘤还有救吗? 看着苗苗可爱的模样,苗苗的父母默默流下了眼泪,我拿起纸张给苗苗的妈妈擦去眼角的泪水,安慰他们别担心,无论如何一定要让苗苗得到好的治疗,相信医生和护士会让苗苗摆脱脑肿瘤的折磨,苗苗的妈妈感动地握住我的双手说:"谢谢你们,查出来是这个颅咽管瘤后,我们就找了王主任立即安排了手术,在神经内镜下经鼻切除颅咽管瘤,手术后孩子症状改善,视力恢复较好,我们的心也放下一大截。"苗苗妈妈回忆道。原本以为做了手术,苗苗就会恢复正常的童年生活,快乐成长。术后半年,苗苗出现乏力,双侧视力下降,右侧视力仅0.15,左侧视力0.4(正常视力1.0),双眼视野缺损。复查头部磁共振时,发现脑部肿瘤复发,鞍区可见新增囊实性巨大软组织密度肿块伴钙化灶(肿块及钙化灶较前增多),继发幕上脑室扩张程度加重,这说明颅咽管瘤又大了。医生建议需要立即手术,否则随着脑肿瘤的增大可能会危及生命。这个消息对他们全家而言,无疑又是一道晴天霹雳。

入院后,苗苗的病情凶险程度超出所有人的预料,通过观察核磁影像,直径有5厘米,这颗颅咽管瘤位于大脑正中央,不仅已经压迫视神经,而且覆盖了桥脑腹侧,与脑干实质相连。脑干一直被称为"生命的禁区",与人体的呼吸、心跳、运动、感觉等功能都息息相关,手术的风险极大,需要在显微镜下精细操作、术中麻醉密切监测,无论是对医生的专业技术还是心理素质都是极大的挑战,稍有不慎,患者术后就可能会长期昏迷甚至根本无法下手术台。此外,这颗脑肿瘤已经覆盖大脑中动脉及颈内动脉,血管粘连严重。这些血管是至关重要的生命通路。一旦在肿瘤切除时损害动脉就可能导致血管破裂,血流汹涌,从而造成难以挽救的灾难。如果不能全切,肿瘤还会复发,对患儿乃至家庭来讲,意味着反复的折磨。为了保证手术安全,使患儿得到最大获益,通过严格缜密的科学论证和手术风险评估,并与家属充分沟通,王主任为苗苗制定了周密的手术方案和预案,努力将手术治疗风险降到最低。手术保证最大程度切除肿瘤,同时又要避免损伤肿瘤周围重要的血管、神经组织,确保手术安全。手术方案已经确定,但手术风险极高,可能出现各种并发症。王主任迅速组织麻醉科、神经外科、内分泌科、眼科开展联合会诊,评估患儿术前的神经内分泌功能及视觉功能,对术中术后可能出现的意外情况及并发症进行分析,制定了完善的应急预案,做好充分的术前准备。术中,麻醉团队能及时高效地应对患儿出现的尿崩症、电解质紊乱、高热、低血压等并发症,保证其术中安全。术后,神经外科二病区医护团队积极应对患儿出现的各种病情变化,为术后治疗和恢复保驾护航。王主任对病情和治疗方案的精准解析,温暖和煦的言语慰藉,为千里奔波的一家人,带来重生的曙光。

由于颅咽管瘤直接压迫视神经、视交叉及视束,苗苗有视力视野障碍的情况,加之由于他年龄小,非常容易摔伤或碰伤,所以我们加强了对苗苗家属的安全宣教,嘱咐他们严密陪护,拉好病床扶手,切勿留苗苗一人在床位,清理床位上多余的物品,降低受伤害的风险。苗苗为复发性颅咽管瘤,年仅10岁的苗苗将面临第二次手术,这使苗苗承受着巨大的心理负担,研究表明,经历过麻醉、手术或其他医疗服务的儿童,术前出现高度焦虑的风险尤其高,且儿童术前与父母的焦虑水平密切相关。因此术前我们不仅给予苗苗生活上的照顾,加强基础护理,给予安慰和解释,还与苗苗父母加强了沟通,消除恐惧心理,缓解其紧张及焦虑的心境,这样也有利于苗苗术后心理情绪。为了防止苗苗术前心情烦躁,查房时每位护士都轻声细语,俯身安慰。

在苗苗准备手术前,我们根据各项检验结果给予综合补充相应激素,完成术前激素储备。为苗苗加强营养,给予高蛋白、高热量、高维生素,易消化的饮食。手术前一天,我为苗苗做术前准备,一进门就看到他在笑咪咪地和妈妈聊天。我上前打趣道:"苗苗,你和妈妈聊什么呢?这么开心。"他嘿嘿一笑,眨着大眼睛和我打招呼:"阿姨你怎么来了?妈妈在和我讲故事呢。"我说:"当然是看看可爱的苗苗呀。"随后向他们讲解了手术之前的注意事项后,便开始准备为他抽术前配血。他乖巧地将胖乎乎的小胳膊伸在我的面前,腼腆地笑着说:"阿姨,我的肉很多,血不好抽,你别害怕呦。"听了这话,本来有点紧张的我一下被他逗乐了,他一直都是这样,像个小太阳一般,散发着温暖与阳光。在抽血的过程中,苗苗一直很坚强,一句哭闹也没有,可我还是从他攥紧的小拳头和紧锁的眉头里看出了他的恐惧。他毕竟只是一个10岁的孩子啊,他怎么会不怕呢?小小年纪的他,就要经历人生中第二次大手术,这对他和他的父母来说,都是一次巨大的考验。我悄悄看了眼苗苗的妈妈,她的目光满怀不忍。孩子所受的这些皮肉之苦,她一直都看在眼里,疼在心里,她只能紧紧地握住苗苗的双手,告诉他,"别怕,有妈妈在"。抽完血后,苗苗又恢复了平日里笑眯眯的样子,看到这个孩子坚强的模样,我的内心也是思绪万千,在心里默默地为他祈祷,希望他早日康复。

9月26日,苗苗被推进手术室。由王主任主刀、娄医生担任第一助手为苗苗实施了开颅咽管瘤切除术,整个团队分工有序,紧密配合,历经6个小时,困扰苗苗两年的颅咽管瘤被近乎全切下来,视神经、视交叉也得到了充分减压,没伤及血管,保留了垂体柄。手术成功了!术后苗苗转到了AICU过渡了一晚,待病情平稳后又回到了我们病区。每个人都紧绷神经,丝毫不敢懈怠,好在术后苗苗各项生命体征都正常,也开始逐渐进食,我们悬着的心也总算是放了下来。可检验室急促的电话铃声,却打破了每个人的美好幻想,电解质检验结果示:苗苗出现了高钠血症,9月28日钠离子171毫摩尔/升,听到这个消息,我们的心又揪了起来。

正常的血钠参考值在135~145毫摩尔/升,高于160毫摩尔/升为重度高钠血症。苗苗现在已经是重度高钠血症,随时都有生命危险。高钠血症早期可表现为渴感,伴尿崩症时可出现烦渴,晚期出现意识障碍,多表现为淡漠、反应迟钝、嗜睡、昏迷。苗苗自术后第2天起,体温波动在37.0~38.7摄氏度,24小时总尿量为4085~6930毫升。娄医生床旁查看了苗苗后,立即下医嘱为苗苗静脉输注5%葡萄糖注射液,同时严格限制钠的摄入,禁止饮用可乐、苏打水等,多饮白开水,以利于钠的排出。苗苗术后意识状态尚可,术后纠正高钠血症时采用静脉纠正与温开水饮入、去氨加压素片口服结合的方法,促进钠排出的同时防止水分丢失。动态观察患儿电解质情况,及早干预,使得电解质平稳的回归正常并保持稳定。但因为苗苗渴觉减退,不愿意喝水,因此我们护理人员耐心地劝说与鼓励,在患儿配合后给予真诚的夸赞。

三、宣教

一波未平,一波又起。苗苗术后出现高热,娄医生为他进行了脑脊液检查,结果提示颅内感染。一瞬间,这个犹如晴天霹雳的消息又让苗苗一家人的心情坠落到谷底。娄医生进行抗感染治疗,在药物抗感染治疗的同时,并于10月4日行腰大池置管引流,可快速清除感染性脑脊液,新生成的脑脊液可发挥"冲洗"作用,对颅内感染的控制和康复发挥重要作用。同时,我们采取多项护理措施,为抗感染治疗"保驾护航"。做好体温的监测,每4小时为苗苗测量一次体温,给予温水擦浴物理降温,指导苗苗多饮水,每日饮水量达2000毫升,应用丙帕他莫、吲哚美辛栓、地塞米松等药物降温,严密观察用药效果及不良反应。告知苗苗及家属保持口腔清洁的重要性,使他自觉做好口腔卫生。每日用无菌生理盐水清洁口腔两次,用餐前后及睡前用洗必泰漱口液漱口。在饮食上加强指导,鼓励苗苗进食高热量、高蛋白、高维生素、易消化食物,以增强机体抵抗力,促进伤口愈合。因患儿手术时间长,所以我们根据患儿用药种类、频次、给药途径、配伍禁忌等,给予增加静脉通路,合理安排给药时间和间隔,保证血药浓度,以保证按时、合理用药,提高药物疗效。同时做好病房的消毒隔离工作，每日病房通风两次，加强探视陪护管理。在留置腰池管期间，我们害怕活泼好动的他会不小心将管路脱出，查房时总会对他千叮咛万嘱咐。苗苗一直乖乖地躺在床上，很配合我们的工作。每次翻身看敷料时也都是小心翼翼的，生怕出什么差错。看着乖巧懂事的他，我们眼里也满是心疼，一有空闲便去床旁陪他聊天。术后苗苗反复高热，王主任提议拔除右颈内深静脉导管。拔管后苗苗长期输入甘露醇导致血管条件很差，夜班护士姐姐为他扎了两针也没有扎进血管里，眼见针眼泛起了青包，疼痛之时他忍住眼泪，紧紧地抓住了床单。一抬头却看到了护士姐姐额头上布满了密密的汗珠，懂事的苗苗轻声安慰道："不要紧，再来一次！"第三针果然成功了。护士姐姐终于长出了一口气，她连声说："苗苗，对不起，要不是你的鼓励，我真不敢给你扎了。"这时的苗苗给护士姐姐竖起了大拇指，表情甚是可爱！10月11日，苗苗的脑脊液的化验结果提示颅内感染较前控制，且体温正常，娄医生为苗苗拔除腰大池引流管。

颅咽管瘤好发位置与下丘脑、垂体密切相关，可导致内分泌功能障碍。苗苗术前、术后的实验室检查均提示多项激素水平低下，娄医生建议患儿少食多餐，三顿正餐，以米面为主，另在9:00、15:00、21:00各加餐一次，如给予瘦肉汤、燕麦片、鱼汤等优质蛋白类食物。由于疫情防控，医院不允许患者家属外出，餐厅里的饭又不合苗苗的口味，眼见孩子一天天吃不下饭日渐消瘦，也急坏了我们。护士长为他从家里带来精心烹制的可口饭菜，看着他狼吞虎咽的样子，我们心里说不出的欣慰。再次手术的患儿，因经历过一次手术，心理压力更大，顾虑更多，我们应注意将心理护理、人文关怀贯穿于护理过程的始终，不仅要观察患儿的心理变化，还要关注其家属情绪，与其达到共情。

在神经外科二病区医护团队的精心治疗和护理下，苗苗的术后并发症得到了很好控制。一天日常清晨查房，主任们从苗苗房间内走出来，个个笑容满面。仔细瞅瞅，他们每个人手里或者胸前都有一束纸折的小红花，穿梭在病房中，形成了一道亮丽的风景线，大家不禁露出艳羡又好奇的目光。正当大家为此议论纷纷时，只见苗苗怀中抱着一大束纸折的小红花和他妈妈一起来到护士站，给在场的每位医护人员都送上了他亲手制作的小红花，边送还边数着看着，生怕把谁落下。期间，苗苗还一直挂念着他的胖姨，也就是我们科室的王老师，因她的体态丰腴，人又亲切，苗苗便一直称她为胖姨，得知他的胖姨中午才上班，他说道："那等胖姨上班了，我再过来亲手送给她！"中午王护士刚一来接班，苗苗就高兴地拿着他刚折好的小红花跑来了，见到和胖姨搭班的另一位护士小姐姐还没收到花，便立马拿了红纸叠了起来，嘴里还不断念叨，每个人都应该奖励小红花！

四、相守

在我们精心的呵护下，苗苗也在一天天地好转。终于有一天，娄医生告诉苗苗的父母，苗苗各项生命体征平稳，可以出院了！听到这个消息，我们每个人都欣喜万分，这个难关，苗苗终于挺了过去！苗苗的父母激动坏了，高兴地去护士站分享喜悦，连忙道谢。

这是我们的责任,看到患儿健康出院,我们何尝不是兴奋万分。苗苗的病情现在基本稳定,回家依然要按时吃药,随时观察。特别是出院后仍须坚持口服激素,逐渐递减,以预防病情反复。我们向苗苗及家属详细讲解醋酸泼尼松片、左甲状腺素钠片的不良反应及注意事项,嘱咐他们严格遵医嘱按时按量服药和按要求递减。指导家属准确记录尿量、规律测量体温,使用量杯记录 24 小时尿量。告诉他们小苗苗要规律生活,避免熬夜、劳累、声光刺激。同时补充营养,食用优质蛋白低胆固醇食物。当病情出现变化时,如头痛、尿量增多、无力或意识淡漠、嗜睡躁动、视力视野改变时,应及时就诊。颅咽管瘤复发后,容易导致内分泌功能障碍、视力下降甚至失明,所以颅咽管瘤患者要及时复查,以避免或减少肿瘤复发导致的各种神经功能障碍。

五、回访

出院 1 个月后我给苗苗妈妈打电话回访苗苗最近的情况,苗苗妈妈回复到:"苗苗最近严格按照医嘱时按量服药和按要求递减,并准确记录尿量、规律测量体温,使用量杯记录 24 小时尿量,没有熬夜、劳累、声光刺激等行为,目前恢复不错,也没有出现疼痛、尿量增多、无力或意识淡漠、嗜睡躁动的不良情况。自从苗苗接受过治疗和后期护理,苗苗的身体一天天好起来,笑容慢慢增多,别提我们有多高兴了,我代表我们全家感谢您和王主任及娄医生的妙手回春"。我不由得感慨:有时去治愈,常常去帮助,总是去安慰! 这是我们的本职工作,一切都是为了孩子,使他能够茁壮成长,去自由翱翔,去看看这个五彩缤纷的世界。

"老吾老以及人之老,幼吾幼以及人之幼",看着患者带病痛而来,远病痛而去,我想,所有的医护人员必会油然而生一种巨大的成就感与自豪感吧! 其实,像苗苗这样的孩子不算少数。有相当数量的脑肿瘤患儿都是因为出现视力问题来医院检查时被发现的。无论大脑、小脑、脑室等部位的肿瘤均可侵犯视神经而引发各种视力问题。上述病例中的颅咽管瘤是一种良性的先天性肿瘤,视力障碍为其常见的首发症状之一,其生长常累及下丘脑重要结构,需要彻底切除,否则会影响患儿的生长发育。遗憾的是,由于家长或一些非专科医务人员缺乏相关知识,经常发生患儿误诊、就诊太迟或不能得到有效治疗的情况。如果当患儿视力严重损害后,即使进行开颅手术切除肿瘤,也不能完全恢复受损的视力,有时甚至失明。由此可见,脑肿瘤的早发现、早治疗对治疗的预后很重要。

案例 7 你笑起来真美

2018 年 12 月底,我有幸接手临床健康管理师这一新兴职位,摸索着健康管理师这个临床职位。一段时间的临床实践,有坎坷,有收获,有掌声,也有唾弃,唯有一点不变——关爱健康点点滴滴,呵护生命无微不至;专业服务放心,专注健康管理。在这样一个初衷的引领下,不乏有很多典型的实例使我记忆深刻,接下来分享一个令我非常感动的个例。

微笑是清泉,给夏日播洒清凉;微笑是风筝,可以在天空自由翱翔。

生活需要微笑,笑能拉近你我的距离。在工作中,由于特殊的原因,往往身临那些病痛的患者,及愁眉几多愁的家属,从他们身上看不到曙光的眼神。然而作为一位护理工作人员,在这洁白的世界里,患者寄予你希望,而你的微笑是阳光照耀,你的微笑代表是好运开道,他的微笑是健康关照。所以先自己学会微笑,再给需要希望的人微笑。

看着医院的大楼,走进去的人带着希望,充满寄托。拎着大包小包、面带微笑走出来的是收获了健康的硕果,遥望一下蔚蓝的天空。

工作在一个大家认为"神经"科室的我,却做着自己心中的头等大事,简单介绍一下,一个时而欢笑、时而垂泪的科室,医生行使着工作的甘苦、压力与使命,病患流露出的无助、期望与感激。没错,做的是头上的手术,梳理的是人最重要的中枢神经系统。工作是任重而道远,肩负重担。就这样一个重要的科室,让每一位带着希望来的患者重新点燃生命的曙光是每一位神外人责任。

一、初识

2019 年 4 月 1 号,一个周一的早上,迎来了一位特殊的小患者,李主任已预先告知科室姐妹。但还是引起我的好奇之心,上下打量一番,16 岁的小姑娘,青春年少,朝气蓬勃的年龄。与她的初相识,她无语,低头,头发齐肩略显凌乱,遮着脸,衣服还算整洁干净,上穿浅绿色的外套,裤子为黑色运动裤,白色运动鞋略发黄。陪同的还有她的爸爸和妈妈,跟在父母的身后,不知道是不愿意见我们,还是害怕见到我们,还是对自己的病情还没有完全的了解和接受。从这次的接触后,让我作为科室的健康管理师更加重视她的住院的一切情况了。

小女孩给我的第一印象就是不爱说话,性格内向,在接诊的过程中全程没有和我有眼神的交流,甚至不敢抬头看周围的一切。也就只是小心翼翼地为小女孩做了简单的体格检查和评估。评估当中从父母口中知道她生于原籍,久居本地,初中学历,无疫区、疫情接触史,无化学性物质、放射性物质、有毒物质接触史,无不良嗜好。无脑血管疾病病史,无外伤、输血、献血史,否认食物、药物过敏史。个人身体状况:初潮15岁,月经不规律,月经量中等,颜色正常,无血块,无痛经史。这些评估使我们对她身体状况及她的生活环境有了进一步的了解。

但是让所有人都非常苦恼的是小女孩的自我封闭,不愿意和任何人沟通的心理问题俨然已经成为了目前的主要护理问题。其次心理因素也会严重影响患者术前抵抗力和手术配合度。我把她的情况给科室的护士长及姐妹们讲了之后,大家都很关注她。

我们要让一个患者真正的治愈不仅仅是解除疾病的痛苦,而是让患者回归生活,回归社会,更好地融入社会。看到这个小患者,我心灵深处的使命怂恿着我,我要帮助她,这只是一个圆的起点。

二、熟悉

越早对她进行评估了解,就对我们的后续工作开展越有利,对她的病情恢复也有帮助。在完成正常的工作同时,当然了,正常上班时间太少了,无法进行更深一步对她的了解。时间就安排在忙完了自己的工作后,孩子现在无法正常的交流,这条路是行不通的。无奈先找到了小女孩的父母,从她发病到现在,20多天都间断恶心、呕吐,走路也不太稳当,精神状态还好,吃饭也不好,吃的量少,有时吐出来,所以这些天她也瘦了。又因为上学学习不好,就没有要求她上学,自己主动放弃学习,至今已经辍学在家3个月了,她父母又都出去打工挣钱补贴家用。平常都是爷爷奶奶在照顾她,身边的同龄玩伴也很少,喜欢独处,爷爷奶奶知识水平有限,虽然很疼孩子,但也无法跟她进行更深的一层的交流,只能对她生活起居进行日常照顾,有时候她会帮助老人做一些力所能及的事情。入院常规评估及介绍之后,又了解到了小女孩的特殊情况后,为了让小女孩更好地适应这里的新环境,我们特地把她安排到了和她年龄相仿的小姐姐旁边的病床上,主动地向小女孩介绍我们病区的环境,还一一介绍了病区的护士姐姐,主动让小女孩接纳我们,融入我们,这对以后的治疗及护理配合有帮助,也为她手术做铺垫。我们开启了护士—家属—患者自我三轨一体心理管理通道。

首先希望她能开口说话,敞开自己的心扉,这个事情确实挺难,我们没有专业心理知识,她时至青春期,这是人一生中最美好的年岁,也是一个人的生命含苞待放的时期,生机勃发、朝气蓬勃,所以蕴含着巨大希望。虽然自己也是那个年代走过的,但时代不同,方式也需要与时俱进了。我的脑海里青春期出现更多的是叛逆,计划很重要。想了解她,必须先从她的父母那里找突破口,从生活细节开始,平时喜欢吃什么,穿什么,玩什么,喜欢留什么样的发型,在家做的最多的是什么事情。一切都在有序地进行中。每天的早上查房是我们说的最多的时候，还想不时地在她生活上给予照顾，疾病上给予她信心，都会在床旁更多地聊些生活上的事情，不再局限于疾病，特别是责任护士及我共同助力，让她对这个陌生的大家庭不再那么恐惧，我们之间的信任在逐渐增加，从内心真正地把我们当成朋友。

床边的"告白"成了每天责任护士和我必备的工作，入院的第一天下班后，沟通进行的自导自演的一场无声的演出。她不停地摆弄着衣襟，感觉非得摸着一些实实在在的东西才觉得自在，低着头，头发遮着半边脸，时不时回复着"嗯"。妈妈在旁边不停地解释着，并略带指责的口气嘟哝着："你咋不说话呢？护士姐姐在问你呢！"聊了约半小时，让她父母陪着她，我们又把病区的具体设施及环境、人员介绍了一遍。离开床边我们不忘给她明天的约定。

第二天早上，忙完自己的工作后，抽出半小时时间来履行昨日的约定。问她今天早上抽血疼吗？再拉近一下距离，对自己的病情了解多少？她好像今天回应的多了一些。哎！好开心，昨天和今天的努力成效了！就这样中午接着聊，晚上跑去床边道别。持续了近三天的时间，发现主要原因是父母的陪伴少，对于16岁的小女孩来说父母陪伴就是最大的心愿，因此我们积极地和父母沟通，让他们首先反思自身的不足，是否对于孩子的关心太少，要多陪伴在孩子的身边，真诚地和孩子进行沟通，让孩子感受到久违的父爱与母爱。所有的检查很顺利，检查结果都很正常。在和主管医生详细的沟通之后，更加了解了小女孩的病情，手术治疗才是解除疾病折磨的最佳治疗方案。因此为小女孩做了进一步的临床检查，头颅MRI结果显示：①小脑蚓部、左侧小脑半球肿块并异常强化，考虑为血管母细胞瘤可能性大；②脑积水；③双侧筛窦慢性炎症。下一步就是手术前的准备了。

在与父母的沟通以及大家的细心观察下，我们发现小女孩其实特别喜欢画画，似乎这就是她与这个世界对话的一种方式。针对这一特征，我们从刚开始的试探，到后来慢慢地鼓励小女孩可以用画画来表达自己内心的想法，宣泄自己的情绪。通过大家的不懈努力，沟通初见成效，最终小女孩画了她的第一幅画，并且起名字叫"一个小丑"，因为要手术，自己美丽的秀发已经不见了。这幅画也让我们确定了小女孩已经愿意敞开自己的心扉，愿意接纳我们，愿意去接受这个世界。手术前怕小女孩心里接受不了，这次我们单独和她进行了一次心的交流，或许是之前积累的信任起了作用，通过我们的耐心讲解，将手术及康复的过程编成易于小孩子理解的故事，小女孩开始勇敢地面对手术。

小女孩的第一幅画，也是与我们交流的开始（图2-1）。

大家知道小姑娘爱画画，就买来画画书和颜料，希望通过画画来转移她的注意力。乘胜追击，沟通从心开始，随意无言语上的表达。这幅画很形象地描述了手术后可能出现的情况，秀发没有了，变成光头，还有一个大大的瘢痕。自己成了一个小丑，更无法立于人前了，无法见人了。"这个还是我吗？我到底叫什么？"这一连串的问题等待着我去解决。这幅画也成为我们唯一能沟通的桥梁和突破口,这些都是表面问题可以很好解决,最终看她的疾病接受情况和治疗配合程度了。生活解决了,疾病困扰着她,身上的疾病不解除,接下来回归正常生活都是空谈。她慢慢接受疾病的原因,也慢慢接受了我们的解释,在手术前一日,她提出了一个小小的要求,就是术后不需要父母陪护,让陪护公司的护工阿姨们做为临时陪护人。条件不算苛刻,父母内心却是多么希望在她最痛苦的时候陪伴的在身边,帮助她,鼓励她。她的爸爸妈妈接收到这个信息后,很无奈地点头答应。

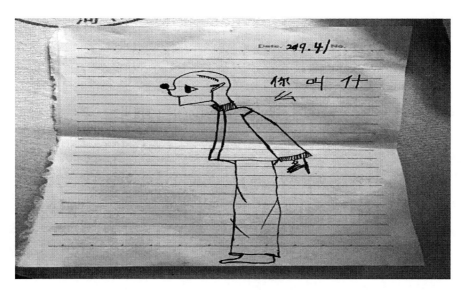

图2-1 你叫什么

不容易啊!我忐忑的心也有了着落,入院以来,开口直接表达自己的意愿也是少之又少,可以忽略不计。偶尔的直接面对我们医护的发声也是不超过5个字。

她的术前各种检查正常结果也为手术做了铺垫。工作尽善尽美,困难的最后收获到了喜悦,希望手术如期顺利进行。

三、宣教

2019年4月6号这一天,是小姑娘手术的日子,手术是第一台,我特意早早地来到科室,换好工作衣,来到她的床边,再次给她加油打气。在躺到手术接送车时,她没有畏惧,自己走向手术接送车,还给我一个自信略带羞涩的微笑,露出她标志的"小兔牙",我随即给她竖起大拇指对她表示肯定。这一刻我如释重负,心情瞬间晴朗了好多,我收获到她的微笑了。我一直送她到急诊手术专用电梯,目送电梯直至关门的那一刻。回到科室把这一重磅消息告诉姐妹们,她们也不可思议,付出收获到了喜悦。工作起来更觉得处处都是掌声。

手术室也有术前温馨的谈话,以缓和手术室无影灯下紧张的气氛。手术室内各种机器工作的声音和手术器械的碰撞声掺杂在一起,演奏着一场盛大的"音乐会"。手术13:40顺利完成,随后转入麻醉复苏室。

神经外科手术风险高,颅脑手术复杂,手术中的精工细琢是必不可少的,术后的专科护理也是同等重要,及时发现及时诊治,预期效果显著。下午的3:20,小姑娘由手术室人员安全送回病房,精神状态良好,术后的她无比的坚强,从来没有和像别的小朋友一样抱怨不舒服,更没有向爸爸妈妈发脾气。每一个患者的整体化护理模式也是因人而异的。依据术后的情况及神经外科术后的专科护理常规,制订属于她的整体护理评估。

根据护理评估制订详细的护理措施,着重实施,医护全员参与。术后的第一天,她精神良好,各项生命体征相对平稳,营养是首要解决的问题,手术部位是小脑,眩晕症状偶有发生,接连会时有呕吐,进食量、种类、进食时间随着她的症状而错峰实施。舒适体位也是术后的重要实施措施,为了预防压疮并发症,缓解一个体位带来的不适感及患者的焦虑、烦躁、不安情绪。各种管路的作用讲与她听,各种操作告诉她用途,她默默地点头配合。一天下来,由于手术部位及麻醉的原因,她进食量少,其余配合极好,病情也相对稳定。

这样的情绪一直很稳定,头晕和呕吐偶有发生,语言上的交流在明显增多,"我想吃果冻""不晕""头不痛""我不想吃了""我没事""嗯""我想吃米饭",从和她交流的深入,发现她是一个懂事的乖孩子,内心特别得坚强,术后的眩晕会持续几天,她特别能忍受,也表现得特别坦然。或许因为自己在人际交流上、怎么交流、和谁交流限定了她的性格趋向,显现出来少言寡语。术后病情稳定跟她的情绪一样,在慢慢恢复。

熬过了最艰难的日子,迎来了术后的第5天,随着她的头晕症状减少,也鼓励她开始慢慢地下床活动。第一步先从床上坐起90度开始,第二步床边坐起90度适应,第三步床边站起适应,第四步床边走两步适应,第五步绕床走适应。循序渐进,最终逐步离开床大步走,恢复到术前状态。

时间过得好快,和她相处的日子觉得转瞬即逝,她熬过了术后最痛苦的日子,收获了健康的身体,性格的改变也在一点点的进步。迎来了她明天出院的消息。她的"小兔牙"还停留在手术当天我送她进手术室的那一刻。话语也多了几句,看到她的变化,大家都很欣慰。用稚嫩的双手画出自己心中美丽的白衣天使(图2-2),说明

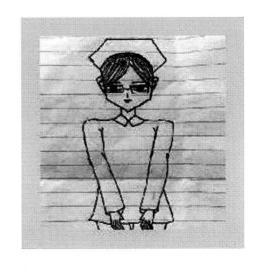

图2-2　最美的天使

了她已经从内心深处接受了我们。还悄悄地给我、主管医生、责任护士分别写了一封信（图2-3），叙述她了内心世界的另外一面。在我们的指导下她逐渐进步，出院前交代她出院后的注意事项，以及术后复查时间。

出院当天，一向内敛的她，在离开的时候，终于露出了开朗的笑容，"小兔牙"与众不同，显然与初到病区的样子判若两人，我说："你笑起来的样子真美，以后还是多笑一些。"她默默地点了点头，肯定了我对她的赞扬。

虽然小女孩治愈出院了，但小女孩笑起来的样子却让我久久不能忘怀。小女孩的心理还尚未成熟，而对于我这个健康管理师来说，关注的不仅仅是患者的生理健康还有心理健康，所以对于小女孩后期的出院随访更是要给予更多的引导和鼓励，我主动和小女孩的爸爸妈妈加了微信，这

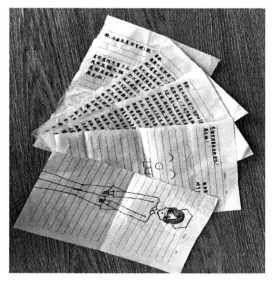

图2-3 给你们的信

样更方便与他们进行沟通与交流。每一次的随访都会有不同的收获，更会收获不同的惊喜。通过小女孩发的照片，我能渐渐感受到小女孩的乐观自信，相信她的世界是五彩缤纷的。

这一天闲来无事，突然想到"小兔牙"已经出院一周了，随机翻开手机，短信也是随心而发，可能是职业的原因，特想了解一下小姑娘的近况。她的父母都是实在人，对于孩子的情况也从不避讳，也非常开心，回到家需要调理，一周后阳光灿烂的笑容布满了她稚嫩的脸颊。

四、随访

随访还在继续，这是我作为健康管理师的职责与责任，愿每一位患者都身心健康，积极向上。回归家庭，回归社会，体现自己的价值所在，很好地适应社会。一月后"小兔牙"回访还在继续，是否还是出院一周后那个阳光的少年？不可思议，她不再为自己是个小丑而苦恼了，一头短发显得更干练阳光了，更加自信。"小兔牙"还是那个"小兔牙"。

一晃两个月过去了，这一天正上班，她爸爸主动联系了我，说"小兔牙"送我一幅画，因为走之前我们两个有个约定，我喜欢美少女，让她身体好一些给我画一个美少女战士送给我。果不其然诺言实现了，画得真的很美。她没有经过专业的画画培训，但色彩搭配恰到好处（图2-4），让我眼前一亮，惊艳到我了。

生活总是眷顾那些善良的可爱的人儿，在一年后再次随访时，照片上她和小伙伴们

开心地玩着,头发也逐渐恢复到了术前的长度。还有她生日戴着皇冠的笑容,是那样得阳光充满活力,这才是青春该有的样子。

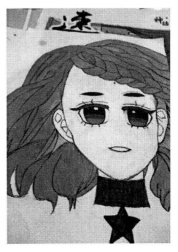

图2-4　美少女战士

临床健康管理师不仅仅要完成基本的临床的护理工作,对于特殊人群的关注也是要提上日程,帮助他们走出疾病带来的身体上的痛苦,还要在心理上对自己的疾病的认可和接受。更好地对待自己的身体,从而管理好自己的健康。融入这个生活的社会,找回他们存在的价值。

案例 8　用爱　守护古稀老人的夕阳红

生命是宝贵的,但又是渺小的;生命是坚强的,但又是脆弱的。明天与意外,永远不知道哪个会先来。在十几年的护理生涯中,我会为护理的患者转危为安、治愈出院而喜悦,也会为那些因疾病无情、回天乏术的患者而伤心。

但是,医护人员并非神,生老病死也是不可逾越的自然规律。因此,在日常护理工作中,我们只能用自己所学的专业知识,根据患者的病情变化给予及时有效地护理,帮助患者了解自身的疾病,鼓励患者积极配合医生的治疗,指导患者及时进行康复锻炼,从而让患者树立战胜疾病的信心、配合治疗,为提高患者出院后的生活质量提供有力保障。

一、相识

今天的主人公,季先生,是一位 71 岁的老人,也是一位胶质瘤患者。

一天早上,季先生因头痛伴左侧肢体无力 1 个月在神经外科主任门诊就诊,主任通过仔细体格检查并进行头颅 CT 检查后,诊断为"颅内占位,考虑胶质瘤",建议尽早住院手术治疗。于是,在家人的陪同下,轮椅推入病房,我一边通知主管医生,一边把患者妥善安置到床位上。办理好入院手续后,我再次来到患者床边,这时候主管医生已经完成了初步的体格检查及病史采集:男性,71 岁,因"头痛伴左侧肢体无力 1 个月"住院治疗,患者神志清,精神欠佳,左侧肢体肌力为Ⅳ级,右侧肢体肌力正常。安排好患者后,我把患者爱人叫到了护士站进一步采集病史及填写患者入院评估。然而,还没等我开口,季先生的爱人王阿姨,就开始轻声啜泣起来,她的脸上写满焦虑与担心,拉住我的手,边哭边说:"胶质瘤是不是就是脑癌啊,还能治好吗?"我深知,脑胶质瘤属于恶性肿瘤,有很多肿瘤患者在确诊后,既想要手术以争取那一线生机,又害怕手术效果不佳、无可挽回,对生命的渴望、对死亡的恐惧,让肿瘤患者及家属有两种心理反应:一是渴望生活,有强烈的求生欲望,即使所患疾病不能治愈也希望延长生命;另一种反应是消极、悲观、伤感。我向王阿姨详细介绍了胶质瘤的相关疾病知识,告诉她:脑胶质瘤是颅内肿瘤中最常见的一种,目前治疗主要以手术为主,放化疗为辅。特别是低级别胶质瘤,生长比较缓慢,手术治疗效果好,一部分患者甚至可以治愈。而我们科是河南省脑血管病医院胶质瘤专科,我们有最专业、最优秀的医师团队和护理团队,有着丰富的胶质瘤手术治疗经验。以往收治的很多脑胶质瘤患者选择了积极的手术切除并在术后主动配合化疗,使得肿瘤细胞得到了很好的控制。

经过我的耐心开导,王阿姨的情绪慢慢平复下来,详细向我介绍了季叔叔的情况:高血压病史 10 余年、冠心病病史 10 年,平时规律口服阿托伐他汀钙片 10 毫克 1 次/晚、阿司匹林肠溶片 0.1 克 1 次/晚,苯磺酸左旋氨氯地平片 5 毫克 1 次/日,血压控制水平不详,他以前还爱吸烟喝酒,吸烟史 50 多年,每天一包左右,既往饮酒 30 多年,一周 2~3 次,一次 500 毫升左右,已戒酒 20 余年。

在对季叔叔的病情有了初步了解之后,我积极配合医生,立即为他安排了各项必要的术前检查及抽血检验,因为王阿姨年纪大了,我把每个检查单所在的科室及位置都详细标注出来,并把科室护士站的电话写在检查单的右上角,这样可以让王阿姨陪季叔叔去检查的过程中若因为找不到地方而焦急时可以问导医或者直接与我们联系。住院期间怎样订餐、哪里买生活用品等基本情况都给王阿姨安排稳妥后,王阿姨这才从入院时的慌乱不安中慢慢缓解过来。

二、相知

通过与王阿姨的交流,我详细了解了她家里面的情况:季叔叔是一名退休工程师,是他那个年代少有的大学生,性格有点急躁,自认为身体很好,他平时身体有什么不舒服的地方,如头痛脑热、感冒咳嗽等"小毛病",根本不会去医院治疗,能自己扛过去就扛过去,实在坚持不下去才会在王阿姨半哀求半威胁下去医院治疗。听到这,我不禁暗自担心,胶质瘤的治疗是一个漫长的过程,只有患者积极配合,治疗才能顺利进行下去。因此,在治疗过程中,怎样说服季叔叔配合,是必须攻克的首要难题。

所有术前检查都完善以后,我特意来到季叔叔病床边,耐心倾听了他的想法。季叔叔的症状主要表现为头痛、左侧肢体无力。常言道:牙疼不是病,疼起来要人命。头痛也是,剧烈的头痛有时会伴随恶心、呕吐等不适,严重影响了季叔叔的生活,早期的疼痛症状较轻,季叔叔尚且可以耐受,随着病情的进展,头痛的程度与持续时间逐渐加重,季叔叔渐渐出现了难以入睡的情况,从入睡困难到整宿难眠,这严重影响了季叔叔与王阿姨的生活。季叔叔自己也感觉到他的脾气越来越"暴躁",人也变得没有精神,再加上慢慢出现了左侧肢体无力的症状,"迫不得已"之下,季叔叔才听取王阿姨的意见来院就诊,就是希望能治好严重的头痛及左边肢体无力的状况。

即使再勇敢的人,面对手术,特别是开颅手术,心里也免不了恐慌。王阿姨拉住我的手,担心地说:"听到医生给我老伴大脑开刀做手术,我感到很恐慌,医生究竟怎样给他做手术,是一个什么样的流程?我就一个儿子,还常年在国外,也没有办法回来帮忙,我自己能照顾的过来吗?"

为了让季叔叔老两口从心理上完全接受手术,我找来主管医师,向他们耐心解释道:

"季叔叔这次患的疾病叫做脑胶质瘤。头痛、一侧肢体无力是脑胶质瘤最常见的症状,这是肿瘤组织压迫导致颅内压增高造成的,而手术,就是减轻压迫最有效的治疗方式。毕竟是给大脑动手术,你们这种感受是大多数患者和家属都会有的。不用担心,尽管大脑手术比阑尾切除、骨折复位之类的手术难得多,但为叔叔做手术的都是经验丰富的神经外科专家。历史上华佗就曾为曹操设计过开颅手术,而现在的医术胜于华佗时代许多,每一年我们科都进行一千多例的神经外科手术。我们的手术过程大概是这样:手术开始前,麻醉医生会给您建好静脉通路,用于给药和输液,您在整个手术不会感受到疼痛,也不会有意识。手术时长取决于肿瘤的位置和大小,手术过程中医生会及时向您的家属告知手术进展。一觉醒来,就可以见到您的亲人们了。手术中,医生会在您的头皮上做一个很小的切口,并取下一小块颅骨。接下来,根据肿瘤的特点,手术中医生会用到不同的设备,尽可能切除脑中的肿瘤组织。手术结束后,医生会将最初取下的颅骨放回原位,或者用人工骨瓣代替,最后为您精心缝合头皮上的手术切口。手术之后医生会将您送往ICU或者麻醉恢复室。您醒来之后可能会觉得有些昏昏沉沉,也可能会有些隐隐的头痛或者其他部位的疼痛。医生会给您用药控制疼痛、减轻水肿并预防癫痫的发生,同时有机器监测您的心率和颅内压力,也可能有呼吸机帮助您呼吸。在您能够自主排便之前,一般会插尿管。另外,为了防止血栓出现,会给您穿上特殊的弹力袜。一般来说,几个小时之后您就可以回到普通病房,特殊情况下可能需要一两天。回到病房之后,护理人员会帮助您尽早下地活动,通常来说也可以恢复正常饮食。术后7~10天,主管医生会酌情适时为您的术中缝合切口进行拆线。而这期间您需要做的,就是严格遵照医师的嘱咐保持手术伤口周围干燥、清洁,同时注意饮食与休息的调养,适时下床活动以避免形成深静脉血栓并诱发肺栓塞,配合我们为您的健康保驾护航。"

王阿姨仍不放心,拉住我说:"那需要我做什么吗?"我安慰道:"王阿姨,季叔叔的术前检查已经都做完了,可以在手术之前适量进食高热量、高蛋白、高维生素的食物,如米饭、肉类、各种蔬菜和水果,不能一直躺在病床上,要适当活动,当然活动的时候要有您陪同。我们为季叔叔准备的术前安排:①术前一天上午抽血样为手术配血做准备。②皮试。术前一天上午做皮试是为术后输注抗生素做准备。③您与季叔叔当日不要外出,以免延误麻醉科、主管医生对您的访视。④手术当天早上会有理发员为季叔叔剃头。⑤术前一天晚上12点以后禁食水,为第二天手术麻醉插管做准备,防止呕吐误吸。术前一天晚上,如果季叔叔因为紧张入睡困难,可在医生的指导下口服安眠药。⑥术前一天,应做好擦身、剪指甲等个人卫生,请您根据天气变化注意增减衣服,防止感冒,以免影响手术。⑦因术后排便方式改变,术前季叔叔可在床上练习大小便。⑧您需要准备好用物,带刻度的水杯、粗/细吸管、饭盒、勺子、(男)尿壶1个、抽纸、湿纸巾、一次性大号尿垫1包、脸盆2个、毛巾2条、软枕1个。"

通过我和主治医师的耐心讲解,季叔叔对手术不再恐惧,笑着说:"张护士,你介绍得太详细了,说得我这个门外汉都听明白是怎么手术了,这下我就放心了,我就把我这把老骨头交给你们了。"

三、相伴

在历经数天专业的讨论研究,并制定出最终治疗方案后,季叔叔在全身麻醉下行"颞顶叶占位病变切除术",手术顺利。刚从手术室回到病房,王阿姨就把我喊到床边,焦急地问我:"手术进行得顺利吗? 老季什么时候能醒? 我需要注意什么吗?"我紧紧握住王阿姨的手,安慰她:"手术很顺利,季叔叔术后前两天会因脑水肿严重导致意识模糊,不要紧张,我们会时刻关注季叔叔生命体征变化,以便于及时做出对应治疗措施。季叔叔术后头部皮瓣下置有引流管,您可以注意季叔叔头部活动时不要压住引流管就可以了,如果有什么情况,就按床头的呼叫器,我会第一时间过来的。"

在术后第 2 天,季叔叔开始出现高热,体温最高达到 40 摄氏度,同时还伴有抽搐的症状,这可把王阿姨吓坏了,着急的问我:"张护士,老季怎么突然烧这么厉害,都烧抽了,不会是脑子里面发炎了吧?",看着焦急的王阿姨,我安慰道:"王阿姨,咱主管医生也说了季叔叔目前出现的发热、癫痫发作都是胶质瘤术后常见的并发症。在出现发热后,我们会严密监测体温情况,遵医嘱及时采取对应的处理措施。根据医嘱当体温≤38.5 摄氏度,我会适当使用物理降温如温水擦浴、冰敷的方式以帮助季叔叔降温。当季叔叔体温>38.5 ℃,我们会用物理降温及退热药物。抽搐时,我会遵医嘱给季叔叔使用抗癫痫药及脱水药,同时密切观察病情变化的。"王阿姨松了一口气:"只要不是发炎了就好,老季年纪大了,就怕他抵抗力不好。"经过 3 天的对症处理,季叔叔的体温逐渐恢复正常,抽搐的症状也很少发作了,人也逐渐清醒了。

季叔叔清醒后的第 2 天,我正在护士站处理医嘱,不经意间抬头,发现王阿姨不知道什么时候悄无声息地来到我身边,看我在忙,也没有喊我。看着王阿姨似乎有话要说,我先问道:"王阿姨,有什么事吗?"王阿姨略带歉意地说道:"张护士,不是我信不过你们,老季这个手术不会导致他失忆吧?"看着我也一脸困惑,王阿姨赶忙说:"也不知道咋回事,自从老季醒了以后,就很少跟我说话,他以前是个急脾气,每天在家里话都不停,现在无论我跟他说什么,他都是'嗯、啊'的回我,你说他不会是手术后失忆了吧?"听到这个情况,我也有点不解,就拉着王阿姨回到病房,来到季叔叔床边,我先跟季叔叔打招呼:"你好,季叔叔,这会感觉怎么样? 有什么不舒服吗?"季叔叔看着我,指着自己的嘴"嗯、嗯",我明白过来,季叔叔这是出现了运动性失语的情况,我连忙告诉王阿姨和季叔叔:"王阿姨,季叔叔没有失忆,这叫运动性失语,季叔叔能理解我们的意思,但说话变得困难,我会为季叔叔专门制定一个康复锻炼计划,请您帮助季叔叔一起配合我来进行好吗?"

无法正常言语交流,这会严重影响季叔叔的生活质量。针对季叔叔术后出现的运动性失语,我制定了详细的训练计划。①口腔训练操:指导季叔叔做噘嘴、鼓腮龇牙、用手指叩齿。每个动作至少 10~15 次。②舌部运动：让季叔叔先张嘴使舌外伸后缩；用舌尖舔上唇和下唇，然后舌尖触碰双侧口角；舌尖顺时针方向做环绕运动。③发声练习：发音困难是运动性失语患者的主要特点之一，因此对于发音的练习应重点放在构音器官的运动训练上，首先教会季叔叔单因素发音位置，指导季叔叔学习发"a、fa、la、ka"，待季叔叔能准确完成后，多个开口音连在一起训练。每项每次练习 10 次，每天进行两组。同时也进行了强化记忆训练。具体如下：①使用色彩鲜艳的图片、容易记忆的字卡、生活中常用实物等教具，应用诗词的抄写、心情书写、唱响经典歌曲等方法锻炼季叔叔的语言记忆功能，每次训练 20 分钟，每天进行两组。②复述词句，从单字、单词练习，如好、不好、要、不要，同时使用鲜艳的图片、熟悉的照片帮助季叔叔逐渐进行较长句子的对话。顺序为单词、词组、短句发音。③阅读练习，鼓励季叔叔读报纸标题、杂志、喜爱的书等加速语言功能恢复的训练。

经过一段时间的治疗和康复训练，季叔叔的语言能力有了显著的改善，同时他也慢慢适应了目前的身体情况，心态变得更加积极乐观。

四、相守

经过十多天的治疗，季叔叔已经可以简单表达自己的意思了，可以出院回家了。季叔叔出院那天，我把详细的出院后注意事项及康复锻炼方法打印给他。告诉他："季叔叔，恭喜你可以出院了，但手术治疗只是治疗的第一步，出院后您还需要继续吃药、康复锻炼，要改变以前的不良习惯，戒烟限酒，早睡早起，同时，要特别注意以下方面。饮食方面：因您患有高血压、冠心病，需要低盐低脂饮食，鼓励均衡饮食，进食各种新鲜的健康方式加工的食物，辛辣刺激的食物以自身耐受性为主，如果吃了也无不适（便秘、上火、腹泻等），也无须完全忌口。一些传统的"垃圾食品"如汽水、雪糕、炸鸡等，也可以作为调节口味的食物偶尔吃一下。用药方面：抗癫痫的药物请遵医嘱按时、按量服药（建议定闹钟），不可突然停药、改药及增减药量，一般须持续服药 1 年左右，特殊情况须遵医嘱；其他药物按时按量服用，吃完即止。居家康复方面：适当休息 1~3 个月后可恢复一般体力活动，可以循序渐进运动，从轻量运动如散步、做广播操、打太极拳慢慢向中量运动如快走、慢跑过渡，坚持体能锻炼，劳逸结合，同时，要适当加强左侧肢体功能锻炼。心理护理方面：①听音乐，以欢快轻盈类的音乐为主；②读书，读自己感兴趣的内容，转移注意力；③按摩，通过肢体的按摩和肌肉的放松，缓解不良情绪。按时复查：如出现头痛、呕吐、肢体偏瘫等应及时就诊。"

王阿姨拉着我的手说："没问题，我一定监督老季按时吃药，坚持康复锻炼。这段时间真是麻烦你了，我就一个儿子，还是在国外，这次他爸爸手术也赶不回来，如果没有你帮我照顾老季，我一个人真的照应不过来。真的太感谢你了，小张。"看着王阿姨渐渐湿润的眼眶，我连忙安慰道："王阿姨，谢谢您对我的信任以及工作的肯定，我们的工作就是治病救人,看到季叔叔早日康复,就是我最开心的事了。王阿姨、季叔叔,如果有什么不明白的地方,可以电话联系我。快到需要化疗的时间我也会提前联系你们的,你们到时候准备好住院所需的物品就可以了。"

五、相伴(出院随访)

出院1个月后我给王阿姨打电话回访季叔叔最近的情况。王阿姨说:"老季最近挺好的,每天都按时吃药,做康复锻炼。"我告诉王阿姨:"阿姨,季叔叔已经手术1个月了,按照治疗计划,该化疗了,您可以先准备一下,这两天就过来化疗吧。"

第2天,王阿姨就带着季叔叔准时的来办理了入院,到病房看到我第一眼,就喊住我:"小张,我们住院手续办好了,这次你还是老季的责任护士吧?"得到我的肯定回答后,王阿姨开心的说:"那就好,这次是不是只用打针吃药就可以了?"虽然化疗不是开刀手术,但化疗期间患者身体是比较难受的。因此,我向王阿姨介绍道:"王阿姨,根据主管医生安排,明天季叔叔就要开始第一个疗程的化疗了,但化疗药与普通的治疗药物相比,会出现不良反应如恶心、呕吐、便秘、食欲下降等,因此,季叔叔还是要做好心理准备啊!季叔叔这次需要吃的药叫替莫唑胺,每天1次,5天一个疗程,替莫唑胺需空腹服用,我们可以早晨6:00起床,先服用止吐药,6:30服用替莫唑胺,7:30进食早餐;当然我们也可以晚上服用,在睡前半小时服用止吐药,半小时后服用替莫唑胺,服用后尽量不要再进食,这样既可以避免影响替莫唑胺的吸收,同时又可降低呕吐症状的发生。"王阿姨问道:"那给老季吃的东西有什么需要注意的吗?比如什么东西可以吃,什么东西不可以吃?"我耐心向王阿姨解释说:"化疗前,季叔叔的饮食以高热量、高蛋白质、高维生素、低脂肪为原则进行日常营养的补充,为即将进行的化疗做好营养储备。高热量、高蛋白质食物包括肉类、鸡蛋、豆制品、坚果类、牛奶及奶制品等;高维生素食物包括各种水果和蔬菜,每天搭配不同颜色、不同种类的食物,以保证摄入种类的丰富,获取均衡的营养;低脂肪也就是避免食用肥肉、油炸食品,减少大豆油、花生油的使用,改用橄榄油、亚麻籽油、山茶油等植物油进行烹饪,从而减少饱和脂肪酸的摄入。化疗当天,提前早餐、推后晚餐的进餐时间,并尽可能保持日常饮食摄入量,推荐食用口味清淡、口感细腻、容易消化的流质/半流质食物,如各种粥品(小米粥、红豆粥、肉末粥、鱼片粥等)、紫菜汤、杂面汤、果泥、豆浆、豆腐脑、蔬菜汤等。同时,补足2000~3000毫升的水分,以减轻药物对消化道黏膜的刺激,加速毒素快速代谢及排出。如果季叔叔有不舒服的地方,及时告诉我,我会报告主管医生后给予对应的处理,尽量减轻季叔叔化疗时的不适。"

入院第2天,在主管医生的安排下,季叔叔开始了第1个疗程的化疗。化疗伊始,王阿姨又开始担心了起来:"小张啊,老季胃肠道本来就不好,还有长期便秘的老毛病,要是吃不进去,这化疗老季能不能承受得了啊?"看着王阿姨一脸愁容,我安慰道:"王阿姨,您放心吧,为了减轻季叔叔胃肠道反应,初次口服替莫唑胺前,我会根据医嘱给予静脉滴注昂丹司琼 8 毫克,这个药可以减轻季叔叔胃肠道反应。如果季叔叔出现排便次数减少、粪便干结、排便费力等症状时,您一定要及时告诉我,我会按医嘱给予季叔叔缓泻剂促进排便。同时,化疗期间,季叔叔也可以进行适当的运动及腹部按摩。"还没等我说完,王阿姨就焦急地问道:"怎么按摩? 平时在家也可以按吗?"我笑着说:"王阿姨,只要是排便不畅了都可以做,我现在给您演示一下怎么腹部按摩,首先让季叔叔仰卧、双腿屈曲,然后按顺时针方向反复进行按摩,10 ~ 15 分钟/次。"就这样,在第一次化疗期间,季叔叔未出现严重不良反应,成功完成了疗程化疗。

出院后,我将季叔叔院外需要注意的事项做成一个小卡片,贴在了王阿姨的手机背面,这样就可以时刻提醒季叔叔应该注意以下事项:建议 3 个月、半年、一年复查头颅增强核磁检查。复查时请携带病历卡、各种医学影像及相关检查结果。如出现头痛、呕吐、高热等症状请立即到医院就诊。出院后每隔 4 周继续进行化学治疗。遵医嘱继续服用抗癫痫药,勿随意减量或停服,应定期监测血药浓度、肝肾功能。注意营养,合理搭配饮食,多食易消化、高蛋白、粗纤维食物,保持大便通畅,避免用力排便。保持乐观情绪,心态平和,有益于身体恢复。

以后每个月,季叔叔都会来医院进行一个疗程的化疗。

六、尾声

今天,季叔叔又在王阿姨的陪同下来住院化疗,笑容满面,慈祥可爱,如果不是身后这张病床,谁能够看出 72 岁的季老先生已是一位与脑胶质瘤抗争一年多的古稀老人! 老牛自知夕阳晚,不须扬鞭自奋蹄。夕阳晚吗? 不,同样阳光璀璨! 脑胶质瘤可怕吗? 否,抗脑胶质瘤一载的季老活得精彩,用一个老知识分子的昂扬斗志与病魔抗争,不气馁,不放弃。他说:"癌症不是病死的,而是吓死的。只有一个好的心态,乐观积极面对,生命不息,才有可能延长自己的生命。"

季老的经历也深深鼓舞着我,让我能拥有更强大的内心去面对各种挑战,用扎实的护理知识和技能服务于患者,用我们的专业护理帮助患者增强战胜疾病的信心,提高生活质量,让我们有温度的护理服务像阳光一样光芒四射,洒满病房、照进患者的心房。

案例 9 从一封感谢信说起

生命对每个人来说都只有一次,人们都希望自己的生命是充满色彩,绚丽缤纷的。可是有这样一些脆弱的生命,他们天天在承受病痛的折磨与煎熬,他们是患者。也有这样一群人,他们用爱守护着这些脆弱的生命,守护着健康,他们就是护士。

我很荣幸,因为我是他们中的一员。我们一起为了拯救生命而同行。然而我又很惶恐,因为天使的桂冠不是轻易可以被承载的,这是用荆棘编就,用奉献打造,一代又一代众多护士用心呵护的成果。

一名好的护士不仅要有娴熟的技术,更要有一颗爱心,因为它是上帝赐给天使的翅膀,让天使带给患者的礼物。面对患者的需要我们义无反顾。

一、缘由(一封感谢信)

"我是一名农村妇女,不太会说话,请见谅。在这新春之际,请接收我们全家人衷心的祝福,愿你们好人一生平安,在写这封感谢信时,不禁回忆起当时孩子寻医、入院、住院的一场场、一幕幕,感动的心情抑不住地汹涌澎湃,层峦跌宕……"

孩子妈妈的感谢信如一股股温暖的泉水,流进我的心里,眼睛有点不争气的湿润,望着护士站窗外,思绪不由自主地把我拉回到 2018 年的那个夏天……

二、初识(初次了解)

整理健康宣教对象资料时,周末入院的一个 9 岁孩子的情况引起我的注意,主诉头疼伴随呕吐 4 天,右眼失明仅有光感,在当地医院儿科进行过治疗,没有效果才到河南省人民医院找专家会诊治疗。我是两位孩子的母亲,深深知道孩子生病是大人的煎熬,出于母亲的本能,特别留意小患者。患儿年龄正是上学的大好时光,却不得不中断学业来治病,心里不禁为之惋惜。我掏出本子开始记录着她的基本资料,大概心理状况、家庭状况、健康教育重点等内容,然后我整理了一下思路,有了独特的宣教方案,我从儿子那里借来画本和彩铅。

第 2 天我来到孩子的病床前,孩子独自坐在床边,我温柔地呼唤着孩子的名字"小雪",孩子抬起头来,脸上有 9 岁孩子不该有的忧愁。我给孩子说:"小雪,你是不是 9 岁呀,是不是上三年级呀,谁陪着你呀?"孩子见到穿白大褂的我有点胆怯:"我妈妈。"我继续说:"你的名字真好听,是谁给你取的呀!阿姨家也有一个跟你差不多大的哥哥。"孩子脸上忧愁开始退去,我说:"没事,好好治病,咱们医院的医生叔叔和护士阿姨都可棒了,我把好多好多生病的人都治好了,很快就好了,你就可以上学了啊"。说到上学,孩子眼里流出渴望的神情。此时,孩子的妈妈拎着水壶过来了,孩子母亲微笑的眼神一下子定格在我的脑海中,让我为之一震!她温柔地说:"给你添麻烦了,小雪,好好听阿姨的话,病好了妈妈送你去学校!"那眼神就像一汪秋水澄清透明;那眼神汇聚了真、善、美;那眼神充满了疼惜、内疚与宽容;那眼神让我从内心深处敬佩这位母亲。我掏出彩铅和画本:"小雪,我们一起来画画吧!"小雪有点兴奋地说:"好啊,我喜欢画画。"于是一场别开生面的宣教课就开始了,我们一起画呀画呀,在小雪的巧手下,把医院各个功能地方分布图、病区分布图、入院注意事项都呈现出来。小雪的妈妈一直微笑陪伴着,嘴里说着:"我家小雪真是小画家,谢谢护士阿姨。""小雪,你继续画,画本和彩铅就送给你了。"小雪兴高采烈地画着,把自己的病痛和忧愁抛到九霄云外了。我接着给孩子妈妈讲安全须知、消防要求、用电安全、财务安全、规章制度。孩子妈妈认真地听着,嘴里一直说:"我记住了,我一定会注意,给你添麻烦了,谢谢你,谢谢你……"孩子妈妈又专门看了看我的胸卡,拉起小雪说:"快谢谢乔阿姨,乔阿姨真好!"我微笑着说:"不用谢,病好了就是最让人高兴的事,小雪,加油!"

三、再识(深入观察了解)

经过医院详细检查和会诊,确诊为鞍区占位,需要行手术切除。在手术前准备需要穿刺扎针抽血化验,还需要静脉输注甘露醇等药物,对血管损伤比较大,而且孩子在她们当地医院每次穿刺数次才能成功,造成很大痛苦,给孩子留下深深的穿刺恐惧阴影。而在今天,也穿刺两次均失败。而这位母亲一直没有怨言,一直没有责备,一直面露微笑,一直对年轻的护士们说对不起,给你们添麻烦了,并安慰护士:"小雪胖嘟嘟的,血管都看不见,慢慢找,不要着急。"年轻的责任护士内疚万分,一声声对不起,给你孩子添痛苦了,一声声安慰小雪。小雪也很懂事,强忍痛苦,而眼泪却在眼眶内打转。护士阿姨们认真地寻找血管,越是这样,压力越大,真是山穷水尽。后来大家建议让我试试,我心里也没有一点底,通常这种情况形成恶性循环,要想找到一点毛细血管都很难。我一边安慰小雪,一边看了小雪的母亲一眼,她回眸一笑,这一笑把整个紧张到冰点的气氛融化了,这一笑坚定了我的信心,这一笑我看到了穿刺成功的希望,我凭我多年的经验和感觉盲穿,结果一针见血,孩子的母亲高兴地连续说了数次谢谢。此时我才认真打量起小雪的妈妈:这个农村妇女,虽然她的外表不能令人羡慕,甚至让人感觉有点邋遢,把孩子弄得也不卫生,但她有一颗宽容、善良的心。谁的父母不疼爱自己的孩子,有些父母即使一次穿刺不成功都心痛万分,护着孩子,埋怨护士,搞得孩子也不配合,有时父母的情绪就上来了,责备护士,只要一次失败,就横眉冷对,满嘴脏话,更有甚者要动手耍威风。而这位母亲在孩子经受穿刺疼痛时,却忍住伤心,宽容的微笑着!她那朴素的语言,让我们惭愧,她那一连串谢谢,让我们自责,减少患者的痛苦,我们还有多少距离?她那宽容地一笑,让我的心在哭泣,我们是有血有肉的人啊!我抚着小雪的胳膊对孩子说:"对不起小雪,你受疼了!"望向孩子妈妈说:"感谢你的理解与支持,谢谢配合我们!"小雪妈妈难为情地说:"快别这么说,我知道你们比谁都想一次扎成功,我们给你们添麻烦了。"小雪妈妈又是一通温情开解我们的话语,让我对着对这对母女多了几分怜惜和敬意,也对小雪的治疗护理更加关注。

四、相伴(宣教)

小雪入院检查很快完善了,确定了手术方案,我也适时为小雪和她妈妈以及她刚刚从外地打工赶回来的爸爸进行围手术期的健康宣教,通过对患者及家属进行术前教育,提高患者对手术的适应能力,减轻患者术前焦虑程度,有利于手术的顺利实施,手术前对患者进行健康宣教是我们工作的重要一环。针对小雪年龄小、心理承受能力差的情况,如何提高她的信心,使她能够自觉配合手术前准备,护理人员应充分了解患者的心理状态,并进行有针对性的教育。我和护士长反复推演,同时电话咨询了我院心理科医生,针对9岁孩子心理特征提出了很好的建议。我和护士长一问一答的方式,把可能遇到的问题进行推演。针对第一次接触,我能深深体会到孩子渴望回归学校、想去上学的心理特点,制定了激发孩子动力的方案。

手术的日期确定了,小雪的妈妈看起来很焦虑,妈妈的担心我看在眼里放在心上。首先要解决好孩子妈妈的焦虑,才能稳定好孩子的情绪,才能增加孩子的信心。正好科室进行患者术前健康教育大讲堂活动,我特别叮嘱小雪妈妈准时参加。我用幻灯片授课的方式,将患者手术前后的注意事项及要点通过生动的形式、详细的解释、温馨的提示传达给这些家属。宣教过程中,护患之间沟通活跃,随时都有问题提出,如"孩子打麻醉对脑子有影响吗?""孩子饿了怎么办?""孩子会不会疼痛?""术后如何饮食?"等,针对每个问题,我都一一给予解答,有效解除了家属和患者对有关手术问题的疑虑。

手术前一天,还要特定给予小雪和小雪妈妈细心疏导,我来到小雪病床前,拉起她的小手:"小雪,阿姨知道你很想去上学,想跟你的小朋友们一起玩,所以好好配合医生,一起努力,消除你的病痛,等过几天就可以健健康康、高高兴兴上学了,你想不想啊?"小雪的眼里闪过一道光:"阿姨,好,我一定会很快好起来,我想上学,我想我的好朋友了。"然后我对孩子妈妈说:"孩子要手术,家长都很担心,现在你的心情我最能理解,但你要镇定,你是孩子的主心骨,定海神针,孩子经历这个事情也是一个成长,手术是有风险,但我院已经开展了很多例这样的手术,已经非常成熟……"孩子妈妈脸上慢慢露出了笑容:"只要你们在,护士长在,乔护士在,我们心里就很镇定,谢谢护士长,乔护士。"我微笑着看着小雪："小雪,没事的,加油啊,睡一觉就好了,人的一生中会经历很多苦难,你克服战胜它,它就成为你成长的财富,你会更加珍惜现在的生活,更加注意自己的健康。"然后我继续给她们讲术前注意的事情、术后注意事项,小雪妈妈认真地记录着,口中一直说:"谢谢您乔护士,我会注意的,给您添麻烦了。"我坚定地对小雪说:"小雪,加油!"

五、相守(术后宣教)

患者术后回到病房,完全脱离危险期,需要家属和医护人员共同配合。小雪的手术过程非常顺利,我也由衷感到高兴,可以看到不久后又是一个活蹦乱跳的无忧无虑小女孩。术后回到病房,我再次给小雪妈妈做了详细交代:外科术后患者抵抗力弱,需要清洁舒适的环境休息,同时为减少交叉感染,每位患者只能留一位家属或护工陪护,患者床单位已经擦拭消毒,请勿将家属衣物等放于患者床上,床单位及床头柜清洁整齐,不可摆放过多食物,不可存放垃圾,避免细菌滋生造成患者感染。接触患者前要先洗手。病房内不能放置大型陪住用品,严禁带入病区。术后须持续吸氧,吃饭时最好也不要摘下鼻导管,保证氧供,有利于患者心肺功能的恢复。术后患者身上有许多管路,在扶患者翻身、坐起或躺下的时候,避免拉扯各管路,患者带尿管有时会感觉排尿不畅,这是尿路刺激所致,我们需要严格记录每小时尿量,可以每小时放尿一次。活动先从床上活动开始,在不牵拉管路的情况下可坐起和翻身。一般情况下,术后第1天应床上活动,多坐少躺;术后2~3天起下地活动,每两个小时变换姿势一次,帮助翻身,并按摩受压部位,以免造成皮肤损伤或原有损伤加重。为了逐渐恢复正常作息,我们建议除午休外白天不要多睡。我一边给小雪妈妈讲,一边给她示范如何给孩子翻身,如何按摩孩子受压部位,提醒小雪自己在床上虽然不能剧烈活动,但可以轻柔地活动头部,下肢要坚持做踝泵运动,预防静脉栓塞和维持肌肉力量。

小雪真的很坚强,很听话,很配合治疗护理,孩子的父母也非常配合。

六、守护(一波三折)

2018年6月22日,小雪手术非常顺利,压在妈妈心头的石头终于放了下来,脸也伸展开来露出明媚的笑容,我也为这对母女感到高兴,希望能早日康复。天有不测风云,术后两天,小雪就开始高热,一直高热不退,孩子妈妈的眉又开始皱了起来,我安慰孩子妈妈:听医生安排,一切都会好起来。孩子反复高热,两种抗生素联合用药也成效甚微,2018年7月4日腰椎穿刺检验确定颅内感染,主管医生给予腰池置管引流术。同时因为颅咽管瘤的特殊性,还要准确记录尿量,检测血液生化指标。患者反复出现低钠、尿崩的情况,还一度出现了意识障碍,再加上患者年龄小,长时间卧床,情绪非常低落。小雪妈妈陪护压力可想而知,我一有时间就去安慰小雪和小雪爸爸妈妈:"电解质紊乱、尿崩是这个病术后常见的反应,咱们及时检测、及时调整,等孩子身体慢慢恢复就会好转,手术后高热是一种经常碰到现象,咱们一直积极治疗,很快就会好起来。"我还拿来朗索消毒片,告诉小雪妈妈,除了咱们保洁师傅每天清洁之外,朗索消毒片1片兑1000毫升水(饮料瓶两瓶的量),每天擦拭床及床头柜两次,鼓励小雪增加饮食,保证营养,提高抵抗力。2018年7月15日,小雪体温才恢复正常,医生给予拔除腰池外引流管。一切都好了起来了,小雪可以自己坐起来,妈妈细心呵护,生怕哪儿不合适。

小雪爸爸在外面打工挣钱养活一家,小雪妈妈在家照顾一家老小,生活比较拮据,平时自己舍不得吃,总是问小雪想吃什么好吃的,想方设法给她买回来。治疗期间,小雪妈妈说:"只要对小雪病情好,什么药都可以用,钱我会想办法的。"

看着小雪妈妈柔弱的身躯,可怜天下父母心啊!

七、守望(出院宣教)

小雪经过精心调养,身体逐渐恢复,小雪的小脸上也开朗起来,偶尔在走廊上还能听到她的笑声,我听着小雪的笑声,自己真的由衷的为这一家人感到高兴。知道小雪要出院了,我拿出为小雪提前买的粉色帽子,为小雪戴上,再次告诉小雪妈妈,回家后小雪两周不要洗头,注意避免受凉感冒,加强营养,循序渐进锻炼身体。帮小雪办理完出院手续,详细交代出院结算流程,很快小雪爸爸办完出院手续,临回家前,小雪来到护士站,找到我:"乔阿姨,谢谢您!谢谢您送的帽子,我不怕碰到同学们了。"看着小雪脸色红润起来:"小雪,阿姨们都说你真棒,比有很多男孩子都勇敢!阿姨会随时关注你,有什么问题联系阿姨,可以打电话,也可以发信息,好吗?"小雪诚挚地点了点头:"好,阿姨!"小雪的妈妈不知道何时拎着包过来:"乔护士,谢谢你最近的辛苦,我是农村妇女,不知道说什么好话,谢谢您,谢谢您们护士!"我急忙回答:"这是我们应该的,后面我们还会回访,希望小雪早日能回到学校继续上学!"

八、再遇(复查相遇)

"阿姨,你在忙啥呢?"一阵熟悉的声音传到我的耳朵。"小雪!"小雪的妈妈跟了过来,脸上满是笑容:"孩子说要给你个惊喜,今天来找主任复查,之前没有确定时间,刚刚在门诊见陈主任,跑得可快来你这儿"。"小雪,我也想你了,还想着不知道你啥时候来复查,最近可好呀?"小雪从包里掏出一卷卡纸,打开递给我:"阿姨,这是我在学校画画课画的,我想送给你。"我接过一看,眼睛不禁有点湿润,画面上是铺满鲜花的过道上,一位穿白大褂的护士拉着一个小女孩,抬头仰望蓝蓝的天空。小雪妈妈靠过来:"孩子花了很多功夫,熬了好几个晚上,乔护士,你不要见笑啊!"我马上收过小雪的大作:"谢谢小雪,阿姨很喜欢,我一定好好收藏。"看着小雪回家康复得不错,我心里悬着的石头终于落地了。这对母女真不容易,希望上天眷顾她们,不要再遭受苦难了。

九、互望(回访)

回访是我们健康管理很重要的一环,而且会持续回访,根据病情持续跟踪直到患者完全康复。其意义在于对于出院患者的病情变化、注意事项、生活锻炼等事项进行针对性指导,体现医院的人文关怀,加强与患者沟通,解答患者心头疑虑,了解患者需求,聆听他们对我们工作的建议。我们根据小雪年龄特点,回访采用电话加微信的方式,这样小雪也可以参与到回访中来,我们每次针对小雪的情况、可能出现的问题,设计了问答式的表格,让小雪自己选择,使她感觉自己是主角,提高她的积极性。电话回访主要打给孩子妈妈,对孩子妈妈进行健康指导,包括生活、饮食、康复锻炼等方面。回访信息发去了我的想念和祝福,每次小雪都会有"谢谢阿姨"几个字。等待小雪和她妈妈的回复是我那段时间一个期盼,期盼她好消息,期盼她发来一切都好的语音,期盼她一切都好……

这对坚强、质朴的母女是我作为责任护士、健康管理师工作中抹不去的记忆,若说我在小雪这漫长艰难的求医治疗过程中有所帮助,而她们的坚强、勇敢、宽容鞭策了我要不断努力,让我懂得了人间真情,教我学会了宽容别人。

宽容地对待别人,与人为善!这是一种境界!这是一种修养!这是一种豁达!人与人之间相互善待、彼此理解,将是多么温暖、多么和谐、多么美好!我要用善良、奉献,去温暖那些需要我帮助的人!

我是护士,我用自己的爱心为患者送去希望,我用自己的奉献让每个失去色彩的生命重新绚丽多姿。用自己的爱守护健康,守护生命,在这条路上,有千千万万护理人在与我同行。我们将撑起生命与健康的光环,一路向前。

守护健康!你我同行!不忘初心!砥砺前行!

第三篇

神经内科疾病篇

案例 10　我与一位自身免疫性脑炎小朋友的缘分

作为科室里一名健康管理师,深深地体会到自己身上肩负的责任和担子有多重,有多沉。怎么能更好更有效更贴心地帮助患者,这是我目前每天思考的问题,也是我今后为之努力的方向。由于我们亚专科的特殊性,我们收治的患者以学生居多。孩子是家庭的希望,社会未来的栋梁。无论是大宝贝还是小宝贝都是家庭和社会不可缺少的重要组成部分,凝聚了整个家庭的呵护与关爱,所以我的健康管理工作也是整个治疗护理中不可缺少的部分。正是因为工作重要,所以我会尽自己最大的努力和所学的护理专科知识,为病区的患者及家属带去疾病知识的宣教,使他们的担心和顾虑降到最低,给予他们尽可能多的安慰与舒心。病房的患者年龄、性格、文化程度以及素质各有不同,但是我的工作让我很幸福、感动以及满足。今天就给大家分享一下我工作中遇到的一个暖心小故事,主人翁咱们就叫他小周周吧!

一、相遇

10 月 27 号晚大约十一点多,在家正准备休息的我,突然收到夜班护士发来的一个13 岁左右孩子哭闹的照片和视频。其实病房里可能每天都在上演同样的画面,看到孩子苍白的小脸、紧皱的眉头、痛苦的挣扎以及父母那种担忧焦急又无助的眼神,我深深叹了口气,心又揪在了一起。每当这个时候,我都会不由自主地问自己,孩子如此无助,我能为孩子做些什么呢? 正是因为有这种想法,弄得本来睡眠不好的我,又失眠了。漫漫长夜里,睡不着的我只有一个念头:要尽我所能帮助他。理性的我又结合我们亚专科的治疗特色,并凭借多年的医护经验及孩子在照片和视频中所表现出的哭闹状态,我初步猜想应该又是一名脑炎患者。只不过,猜想之余,又不免感叹,现在脑炎的患者更趋年轻化了,越来越多的青少年乃至儿童也开始遭受这种疾病的困扰。脑炎患者,尤其是正值年少的孩童患者,其患病不仅是一场对其父母、家庭的严峻考验,更是对我们医务人员的一项巨大挑战。

第 2 天一大早,我早早地来到病房,急切地想知道孩子昨夜怎么样? 当我在病房看到孩子的时候,我揪着的心依然没有放下来。孩子仍旧处于哭闹的状态,声音很痛苦,手脚乱动,被子已经被踢翻在一边。父母不停地呼叫孩子的名字,用双手护着孩子想让孩子安静下来,也怕孩子有磕碰或者从床上跌落下来。但是父母的安慰好像对孩子没有任何的影响,还是大哭大叫,那种哭声真是声嘶力竭,让人感觉到孩子真的非常痛苦,痛苦到自己难以忍受所以才哭喊出声。夜班的医护人员也是忙碌了一夜。我询问了夜班护士孩子夜间的情况,在我简单了解后才知道,从昨晚入院到现在,孩子基本未眠。不管是口服的、泵入的还是静脉注射的镇静药物(镇静药物不可能一直给予,担心影响孩子的呼吸和血氧饱和度),似乎对他的病情都没有起到明显的作用,其断断续续的睡眠时间,总共加起来也才勉强休息够2个小时。其实,类似的病例我之前也是遇到过的,不同的是,基本治疗方案在其他的患者身上是能够起到作用的,不知为何,却对眼前这个孩子病情的遏制未起到预期的作用。同样的药物以及剂量,为什么对其他患者能起到作用,对于他却没有效果呢?关于这个孩子我也和医生沟通,参与制定他的治疗方案,最终的诊断还得需要一些检查来支撑。

二、相识

带着这些疑问,我想还是先从孩子的父母开始了解孩子生病前的一些基本情况。孩子的父母一看就知道是老实本分的农民,穿着朴素,文化程度不高,初中毕业,常年在外打工,维持一家人的生计。对于目前的生活他们也是安于现状,说只要父母健健康康,孩子好好学习就是他们希望的样子。通过和他们谈话,我发现他们的话句句都是发自内心的想法,非常真挚诚恳,由于我和他们的年龄、小周周与我孩子的年龄大小差不多,所以初次和孩子父母的沟通非常顺利,让我也更想了解孩子的病情及他的发病经过。因此,我便开始对孩子做更加深入的了解,通过向父母初步了解后我才知道,孩子叫小周周,今年13岁了,正在读初中,成绩中等,原来性格活泼好动,不知什么原因变成现在的内向,孤僻,很少与人交流,包括自己的姐姐和爷爷奶奶。而孩子发病的主要原因是由于发烧的时候当地医院的医疗条件有限,也没有接受正规的对症治疗,错过了最佳的治疗时间,导致后来病情逐渐加重,并逐渐表现出精神行为异常,父母这时候才认识到孩子病情的严重性,转至中枢神经系统感染性疾病亚专科治疗。通过这些初步的了解,我就告诉孩子父母我们病区的专科性质,将原来很多类似于小周周这种症状的孩子的故事讲给他们听,让他们别太过于着急。此时,管床医生说需要准备给孩子做腰椎穿刺(以下简称腰穿),也需要向父母告知腰椎穿刺手术对疾病诊断的重要意义,但同时也让他们知悉父母及孩子在术前、术中及术后的配合对于病情的好转有着同样不可或缺的、至关重要的作用。在一切准备就绪后,术前最后一步就是给孩子的父母做好术前宣教。"嫂子(对孩子妈妈的称呼,这种称呼会拉近我和他们之间的距离,更为我们以后有效沟通做了铺垫),出于病情的需要,一会儿,医生需要给小周周做腰穿。"这时我能感觉到孩子的父母有些茫然,还有些害怕,不知道腰穿是干什么的。他们胆怯地小声问我:"王艳护士,什么是腰穿?是抽骨髓吗?"对于未知的恐惧,往往会大于恐惧本身,尤其是对于初次做腰穿的患者。给患者及家属做好解释说明,告知其基本的操作流程及需要患者配合的动作要领及要求,能让患者及家属做到心中有底,心中有数。看到他们迷茫的眼神,我就耐心地给他们讲解腰穿的目的、注意事项,腰穿的意义及对于孩子明确诊断起到的重要作用,我又给他们列举其他患者做腰穿成功的案例并为他们做心理建设,这样一来,对未来的心理预期可控,家属紧张及忐忑的心情也会放松一些,凝重的气氛相对缓和许多。

我把消毒机推至病房进行房间的空气消毒,做好术前准备,让孩子更换上宽松的患者衣,并排空大小便,准备小便壶及水杯。父母的思想工作做通了,耐心告知孩子父母:"腰穿前麻醉师会给孩子打点麻药,刚开始可能会有点痛,但是这种疼痛是可以忍受的,所以你们不要紧张,整个过程中,我会一直陪伴孩子。"可能前期沟通比较顺畅,我们之间也有了初步的了解,所以当时我就能明显地感觉到他们微微点头,对我投来感激的眼神。我继续说到:"腰穿期间医生和护士都会陪伴在孩子身边,指导和协助保持正确的体位进行手术。手术开始时医生和护士会协助孩子采取去枕侧卧位,需要孩子背部与床沿靠齐,头向胸前屈曲,双手抱膝贴近腹部,腰背尽量向后弓起,这样能使得椎间隙增大,也更有利于减少孩子的痛苦。并且,腰穿检验留取量很少,不会对孩子的身体造成其他影响,你们不必过于紧张和担心。"虽然孩子是第一次做腰穿,但给他们做腰穿的医护人员都是身经百战凯旋的"战士",需要对医生充满信心,也要对自己充满信心。父母沟通好了,接下来该孩子了,刚开始孩子烦躁,不愿配合,父母也是劝说无效,表示很无耐。这时候,我就让孩子父母离开病房,给管床医生沟通一下,我先劝说孩子,等到孩子情绪稳定后再给予腰穿,这样会增加穿刺的成功率,减轻孩子的痛苦。当时,病房里只有我和孩子,孩子对于护士没有太大的抵触,我坐在他的床边,不能让孩子仰视我,不能让他感觉我是高高在上的,高不可攀的,坚决不能让他有这样的感觉,否则沟通肯定失败的,要给他来点迂回战术,和孩子的交流还需要斗智斗勇。这时我就亲切地问他:"你是害怕做腰穿吗?"孩子低着头不说话,双手不停地来回搓。我想他肯定是害怕的,只是不愿意说,可能担心我会笑话他,其实每个孩子的自尊心都很强。这个时候,我就拿我的亲身经历告诉他:"其实阿姨也做过两次腰穿,第一次阿姨吓哭了。"当我说到这里,孩子立马抬起头来用一种不敢相信的眼光看着我,好像在说你也害怕,那么大的人了,估计当时孩子也在心里嘲笑我(事后孩子悄悄告诉我的,让我很不好意思),但是做的时候,也没有想象的那么疼,就像小蚂蚁咬的一样。你是小小男子汉,肯定比我坚强勇敢,做腰穿时,我就在你旁边,你攥着我的手,有啥不舒服,你就用力掐我的手,但是不能掐破,因为我的手还得留着给其他的小朋友扎针(我是笑着给他说的,说句实在话,当时的手掐的很疼还好没破)。

果然,小周周的腰穿手术做得非常顺利,腰穿的压力和颜色都是正常的。因此术后的注意事项,对患者的早日康复就显得尤为重要了。所以,我又赶紧给孩子妈妈交代注意事项:首先,患者术后须去枕平卧 4～6 小时,以防止过早起床引起低颅压性头痛;其次,卧床期间不可抬高头部,但可适当转动身体,活动四肢,也可以翻身,正常饮食。目前我们就坐等腰穿的结果。

三、相知

看着孩子受病情的折磨基本彻夜未眠,憔悴、焦虑、心情低落、头发蓬乱、面色憔悴、迷茫不知所措,眼睛中充满着对孩子病情的担忧,且不时地发出几声长长的叹息,这是我对孩子母亲的第一印象。为了缓解其紧张焦虑的心情,只要一有时间我就会去病房看望孩子,经常和孩子的父母唠唠家常,聊聊他们家里父母的身体,有没有类似的家族史以及他们的家庭每年收入(同事们时常笑话我,说我话痨子,怪不得嗓子天天沙哑,说话太多,把患者的家里几辈都想调查清楚,说我干护理亏了,应该当个警察。其实我想说我比警察重要,至少目前来说)。同时细心地介绍我们亚专科所具有的雄厚的医资力量及专业能力,让其树立对孩子的信心及我们医院能治好孩子信心。孩子父母在我的引导下,心情好转并逐渐重拾信心,为以后治疗和护理的顺利进行打下了良好的基础,这也是我所希望的。只要拥有希望,不放弃,那么疾病的治愈还会远吗?我们总能战胜疾病,战胜对未知的恐惧,战胜一切困难,所以永远保持希望,保持憧憬,相信只要不断努力,细心呵护,孩子总会越来越好的。

或许是正处于青春叛逆期的原因,抑郁是受病情影响的缘故,在接下来的相处中,孩子表现出明显异于同龄人的"问题"行为。首先,对于自己的父母总是百般地刁难,但不愿意让自己的父母靠近自己,但凡靠近他,他总是皱着眉头,嘴里不停地嘟嘟囔囔,说父母要离婚,说一些脏话;其次,输液的时候他不是哭闹,就是不停地去卫生间小便,有时候我也会提着输液袋扶他下床,陪他去卫生间,然而,刚到里面他就出去,根本没有小便,似乎一切都是他的"鬼把戏"。面对孩子的种种刁难,作为他们的父母,从来没有表现出任何不满,只是不离不弃地陪伴他。这一点我也觉得有点理解不了,以我多年的护理工作经验,总感觉他们的家庭关系一定有问题,有了这种顾虑,我还是希望以后有机会能更深入地了解他们的家庭。虽然孩子对父母百般刁难,但令人欣慰的是,对于我们医护人员所说的话,他大多数还是能听进去,但是只要我们离开他的病房,他就"原形毕露"了。我就在想难道孩子的心理有问题吗?带着这种顾虑,征求医生的同意,在我的建议下,我们请来了心理科的主任前来会诊,果然,会诊的结果显示,孩子的确出现了明显的心理问题。原来,之前"问题"行为,更多的是心理问题导致,而心理问题主要受其生活环境的影响,尤其是家庭生活环境。为了更好地寻找出病因,刚开始我觉得不好意思询问孩子家里的情况,毕竟每个家庭都有每个家庭的幸与不幸,这属于他们隐私的部分,如果沟通不好,可能会适得其反,到时候弄得很尴尬。但是执拗的我还是想探究他们的家庭中的关系及一些问题,不想放弃,我也一直寻找契机和孩子的父母做更深入的了解。

四、相伴

或许,冥冥之中自有安排,老天也在帮我,孩子要再去门诊做脑电图检查,临走的时候我拍拍小周周的肩膀,给小周周说,这是个无痛的操作,到时候听医生的话,早点做完,阿姨在病房等你(孩子一直叫我阿姨),他也很爽快地答应了。我就在病房忙其他的事情,大约 1 小时后,我就看到他们回来了,我还说:"怎么这么快回来了,做得挺快的",孩子的父母满脸惆怅地说没做成,到那不配合,刚到就直接跑出诊室。但是脑电图的检查很重要,与管床医生沟通后,我带着镇静的药物及外出检查箱,和医生一起再次陪着孩子做检查,我们还推了轮椅,担心注射镇静药物后,无法自己行走。我们到了门诊,做检查患者很多,人山人海,我们在走廊的凳子上等候。在等待的时候,小周周也不和他的父母坐在一起,执意要和我坐在一起等待做检查。或许等待的时间稍久,又可能最近孩子也没有好好睡觉,太疲惫了,孩子竟然把头靠到我的肩上睡着了(可惜当时没有留下照片,后来听和我们一起去的医生说孩子睡得很香,眼睛闭着,眉头也不再皱着,睡着时的表情比平日舒展了很多,看起来睡得非常安心舒服)。在我们等待的空间,还没等我开口问及孩子的事情,他的妈妈便打破沉默,主动和我聊起了小周周小时候的事情(一直想问,但是没有合适的时机,所以一直没有开口)。这时我才了解到,小周周在家排行老三,其上还有一个哥哥和姐姐,家庭中主要的收入来源就是父母外出务工。由于家庭重担较大,因此,哥哥 16 岁时就已经辍学跟着爸爸在建筑工地打工了,妈妈则在工地负责给工人做饭,虽然生活清贫,但是一家人还是对生活了充满信心,全家人一起努力。所以,幼儿时的小周周,基本上是在工地厨房的油烟味伴着饭香味中度过的,妈妈一边背着他、哄着他,一边给工人做饭,虽然环境不好,但是孩子只要有妈妈的陪伴,无论在哪都是幸福快乐的。所以安静地趴在妈妈背上的小周周,总是能在妈妈做饭时安然入睡。虽然这时的大人辛苦,孩子跟着受罪,但至少孩子没有离开母亲温暖的怀抱。然而,和大多数留守儿童一样,等到小周周 3 岁时,父母希望他和其他小朋友一样能上幼儿园,但是基于当时的工作环境,以及有限的收入,上幼儿园根本不现实。3 岁更容易被照顾的时候,父母便把他留在老家由年迈的爷爷奶奶来负责照看(听到这里,我当时就想问妈妈,你们努力的工作,是为了什么?难道不是为了孩子能有好的身体,健康的心理吗?但是看到妈妈哭了,我的心里真的很矛盾,也来自父母的无奈,也来自孩子的无辜,心里真是说不出的滋味)。然而,老人能保证的基本就是孩子的温饱,其他过多的关怀往往也是心有余而力不足的。和父母在身边的孩子相比,明显少了许多来自父母陪伴和关爱,与他人的交流也更少了,性格也相对内向。随着孩子们年龄的长大,开销更大,父母回家的时间和次数就更少了。大多数情况下,父母一年中基本上只有过年的时间回去几天。而大多数情况下,即便是过年在家,当父母处理完一些家务事的时候,时间基本所剩无几,紧接着便又开始了第二年的打工生活,因此他们也没有能真正坐下来和孩子好好谈心,了解孩子的真实想法。

日复一日，年复一年，由于缺乏沟通，孩子就和父母越来越无话可说，相聚与离别对他来说很正常，没有高兴和悲伤之说，没有人能深入了解孩子的内心，于是孩子只能小心翼翼地将心事埋在心底，越积越多，没有父母的陪伴和关爱，没有有效的排解办法，没有人能诉说，因此导致了一系列的心理问题，最终外化为一系列的行为问题。

因此，我想孩子的心理问题大概是由于缺少父母的陪伴。可以推测，由于小周周的十年童年生活中，鲜有父母的陪伴及关爱，长时间的孤独造就了孩子如今的多疑、不善言谈、没有自信乃至有些孤僻。听到这些我就鼓足勇气问她，当我问她道："嫂子，你们出去打工的目的是什么呢？"这位朴实的母亲满脸无奈地说："孩子多，家里的经济紧张，总想给孩子多挣点钱，让孩子以后少受点罪。"接着，我又问道："嫂子，你看到孩子目前的这些异常行为，你感觉你们的决定还是对的吗？"这时，或许是出于多年缺少对孩子的陪伴而深深感觉到亏欠和内疚，妈妈不由自主地将头埋进了粗糙而布满茧的手掌之中，不断地揉搓脸颊，对生活充满了无奈。看到这位和我一样年龄的妈妈，我心疼不已，满手老茧，满脸皱纹，经历了生活的磨难，才让她拥有现在与她年龄不相符的枯槁容颜，我没有再次追问他们无形中对孩子的"伤害"，因为我觉得我没有资格评判他们做的对与不对，因为你没有经历过的别人的不易，你就没有发言权，我也是默默地心疼趴在我肩膀熟睡的孩子。安静下来的孩子，让我有机会好好地看看他的面容，无意间发现孩子嘴角带着一抹微笑，妈妈也看到了，可能孩子在梦中梦到他3岁前趴在妈妈肩膀时的样子。

五、相守

或许是因为通过这几天的相处，并且经过这一番对话后，彼此之间又多了一些信任，最终勾起了她对往事的回忆。她接着说道，之前她无意中在抽屉中看到了孩子姐姐，一个14岁孩子，给妈妈写的一封信。信的内容大概是，弟弟长那么大，妈妈却一次都没有去给他开过家长会，也从没有参加学校举行的任何活动。说到这，妈妈已经彻底绷不住了，双手掩面，哭得泣不成声了，悲痛难耐，好像要将十多年的亏欠及悔恨，全都发泄出来。伫立其旁的我，虽然十分替她感到惋惜，然而，此时再多安慰的话语都显得苍白无力，唯一能做的只有再次起身，默默地听她倾诉她对孩子的内疚和忏悔，轻轻地递上纸巾。

轮到我们的时候，我轻轻地叫醒孩子。这时，我问及孩子的学习情况，孩子表现得比较平静，沉默不语。然后，我问又他喜欢吃什么？孩子说："喜欢吃鸡腿。"我告诉他，如果表现好，坚持做完脑电图，中午我就给他买鸡腿。到了诊室，孩子表现非常安静，没有原来的躁狂现象，连做检查的老师也说这孩子和刚才的态度简直是判若两人。然后，我就和医生说先暂时不用镇静药物，让孩子自然放松，看看能否做完检查。值得高兴的是，此次检查做得非常顺利，结果也是我们期望的一样，未见异常。

古人云："吃一堑，长一智""亡羊补牢，为时未晚""东隅已逝，桑榆非晚"。孩子还年少,即使从现在开始对孩子进行陪伴也为时不晚,只要我们努力,总有一天孩子也能体会到,也能敞开心扉。此时,当我望向正在做检查的小周周,并说道:"以后让妈妈陪在你身边,不再外出打工了,好不好?"看到孩子的眼睛睁得很大,眼里满是惊讶和不相信,我的眼泪都留下来了,父母的陪伴本应是孩子触手可及的东西,迫于生活的压力,却成了孩子的期望。

晚上下班回到家,我把病房发生的事情告诉我的孩子们,他们可能理解不了父母为什么会一年只有几天回来看自己的孩子,理解不了有些家庭的无奈之举,因为他们不曾经历过,所以理解不了。对于自己的孩子,因为工作以及其他方方面面的原因,也有很多遗憾,但是看到病房的孩子,我感觉自己的孩子还是幸福的。第二天上班的时候,儿子把平时自己的零食让我带给小周周,当然还有小周周心心念念的蜂蜜小鸡腿,我又再次被我儿子的举动感动着。当我把零食给小周周的时候,看到孩子惊喜的小眼神,我的心里非常高兴(科室的同事说我是妈妈附体,但我认为只要孩子想,在我的能力范围内,我想这样做,我也是一直这样做),看到孩子大口吃着鸡腿,心满意足的样子,我心想,所做的一切都是值得的。

几天后,终于等到了之前腰椎穿刺手术的脑积液的结果,临床诊断:自身免疫性脑炎。诊断确诊以后,我们对症下药,但是对于应用糖皮质激素以及丙种球蛋白的不良反应,孩子的父母又开始担心了,他们私下里又找到我咨询,我耐心地给他们讲解此类药物的作用及不良反应,临床上应用此类药物的病例很多,效果非常不错,解除他们的顾虑。几天后,治疗效果非常显著。随着治疗时间的持续增加,孩子哭闹的次数越来越少,和我们的交流也越来越多。每次当我刚走到他的病房门口,哪怕我还没有进去,他就激动地告诉他的妈妈说:"王艳阿姨来了。"每次我夜班去他们病房时,总都能看到孩子拉着妈妈的手睡觉,不愿意松开。当我看到此情此景时,心里总有一种莫名的感动和心酸。孩子的妈妈曾说:"孩子的睡眠非常轻,只要有点动静,就会睁眼看看,听孩子奶奶说似乎从小就是这样。"然而,我觉得这样的现象不应该是一个 13 岁的孩子目前的状态,他是多么得没有安全感才会如此的不安,即使是睡觉也不易熟睡。我真心希望以后的小周周不会再是这样,他应该享受同龄孩子所享受的那份安稳和踏实。

六、尾声

通过积极的治疗以及对孩子心理的及时疏导,11 月 12 号,孩子治愈出院。目前,我和孩子的父母仍旧会通过微信保持联系,让我高兴的是,孩子的父母做出了很大的改变,孩子爸爸外出打工,而妈妈则负责在家照顾孩子。我个人认为目前的安排对孩子来说就是最好的安排。在家休息一段时间后,孩子也回到他熟悉的学校,见到了同学和老师,开始了他的学习生涯,妈妈每天接送他,他脸上的笑容多了,学习非常努力,经常受到老师的表扬(爸爸自豪地描述)。平时我们也会在微信群里聊天,有时候我会问孩子,你长大的梦想是什么？孩子很自豪地告诉我，他想来河南省人民医院当一名护士。听到这些，我的心里真是无比的自豪，很有成就感。孩子是家庭的希望，社会的希望，国家的希望，孩子还拥有无限光明的未来，曾经付出的辛苦，所做的一切努力，都如此值得！我在心里默念：加油吧！少年，我在河南省人民医院等着你！！

想起之前看到的一句话，"人生就是一场漫长的治愈，治愈不堪回首的过往和永远无法战胜的疾病与死亡"。但我想，疾病与死亡真的不可战胜吗？我们可能会被它们打败，但永远不会被它们打倒。在脑炎患者中，大多数是青少年儿童或老年人，像小周周这样的患者，其实数不胜数。每当在病房看到孩子们痛苦的表情、绝望的眼神，看到父母焦虑的面容、坐立不安的状态，我都感到非常难过。因为我也是妈妈，脑炎患儿无论是从精神上、经济上还是时间上都是对父母的极限挑战，所以我们一定要学会换位思考，当你遇到家属的不理解，说话态度不好，学会换位思考，一切都是浮云。尤其是孩子，十几岁的年纪，未来还有漫长的人生路要走，还有那么多美好的风景等着他们去欣赏，美好的事情等着他们去经历，他们是父母和亲人的宝贝，是社会和国家未来的希望，怎么能年纪轻轻就被困在病床上？想到这些，我感到身上的担子更重了。"有时去治愈，常常去帮助，总是去安慰"，我只想尽我所能地关心他们，呵护他们，帮助他们积极配合治疗，帮助他们在治疗过程中更舒心，更安稳，对未来更加充满信心，拥有战胜疾病的信心和力量。就像小周周一样，积极治疗，治愈后回归校园，回归属于自己、属于青春年少时光的美好现实生活，不仅身体康健，更重要的是以积极的态度面对生活，投入生活，热爱生活，让本是一场看似灾难、看似不幸的的疾病，变成一种考验，一种历练，在历练中成就更好的自己。

七、感悟

成为健康管理师的这两年里，时间说长不长，说短也不短，但是让我感悟颇深，原来只会单一地关注患者的病情，用药及预后怎么样，其他的都没有认真思考过。通过这两年的时间，我又多了很多生活中工作以外的好朋友（患者及家属），让我倍感珍惜。每次接触新的患者，我就会开玩笑地告诉我的同事，其实就像自己谈了一场轰轰烈烈的恋爱，从相识、相知，到最后变成相守、相伴。对于每次无论大节还是小节都会收到他们的祝福，我又何尝不幸福、不庆幸，感谢生命中遇到的每个特殊的朋友。我们最终的愿望不仅仅让你们身体康复，更重要的是让你们回归学校、家庭及社会。让我们手牵手一起朝前大步走，加油！我的小伙伴们，未来可期！

案例 11 荆棘里的希望之花

"爱在左,同情在右,走在生命的两旁,随时撒种,随时开花,将这一径长途,点缀得香花弥漫,使穿枝拂叶的行人,踏着荆棘,不觉得痛苦,有泪可落,却不是悲凉。"这段话,只感觉文字优美,充满诗意,觉得自己仿佛置身鲜花沁鼻的小径,周边洒满和煦阳光,与微风相迎,与温暖相拥。现在再读这段话,感触更多的是冰心奶奶经历生活种种之后的质朴与温润。临床工作的这些年,见到了太多张绝望而痛苦的脸,很多时候我都期望自己能为他们做些什么,可是自己却不善言辞,纵使心中千言万语,说出口的也只有那么一两句。将近半年的时间,我一直关注着叙事护理,虽然技巧并不十分熟练,但是总是刻意训练自己带着叙事的态度去处理身边的事情,收获也特别多,今天跟大家分享的就是这样一个案例。

一、初识

患者李某,66 岁,10 天前夜间睡觉时出现右侧肢体无力、言语不清,持续不缓解,就诊于当地医院输液治疗(具体不详)效果欠佳,急诊以脑梗死收入院,发病以来,神志清楚,精神差,饮食差,睡眠差,留置导尿管,大小便失禁。既往患有高血压病史 13 年,血压160/85 毫米汞柱,口服硝苯地平治疗,血压控制在 140/90 毫米汞柱左右,糖尿病病史 13年,口服消渴丸、二甲双胍降糖治疗,空腹血糖控制在 10 毫摩尔/升,9 年前患"脑梗死",四肢肌张力正常,右侧肌力检查 4 级,四肢腱反射正常,生理反射存在,病理反射未引出,深浅感觉检查无异常,共济运动检查无异常,脑膜刺激征阴性。就诊于当地医院治疗后恢复,否认肝炎、结核、疟疾等传染病史,否认高血压、心脏病、糖尿病等慢性病史,否认手术、外伤史,否认输血、献血史,否认食物及药物过敏史,预防接种随当地社会进行。23 岁结婚,配偶患有高血压、糖尿病,夫妻关系和睦。育有 2 子、1 女,足月顺产。父母已故,自然死亡;有 1 姐 2 弟 2 妹,均体健;有 2 子 1 女,均体健。否认特殊家族性遗传疾病史。入院后给予一级护理,低盐低脂饮食;稳定血压血糖;抗血小板聚集;降脂稳定斑块;防治脑水肿;改善脑循环;抗自由基;营养脑细胞;维持水电解质平衡。进食评估问卷调查 0 分,自理能力评估 65 分,跌倒/坠床风险 7 分,VTE 风险评分为 7 分,经过评估,我对其制订了个性化的健康宣教。

入院时我对李叔叔介绍了常规的内科护理指导,通过自理能力及跌倒/坠床风险评估,告知其跌倒的危害:"李叔叔你听我给你说,跌倒不仅能引起重度软组织损伤包括关节积血、脱位、扭伤及血肿;主要是肱骨外髁、桡骨远端及髋部骨折等身体的损伤,更重要的是心理创伤,约有50%跌倒者对再次跌倒产生惧怕心理,因这种恐惧而避免活动者占跌倒者的25%。因此对跌倒的恐惧可以造成跌倒—丧失信心—不敢活动—衰弱—更容易跌倒,这样一个恶性循环,甚至卧床不起。"李叔叔听到这赶忙问:"啊,那我能做些什么?""叔叔,您作为患者,首先要重视我们日常的宣教及可能存在的潜在危险,熟悉病房周围的环境,穿着合适的鞋子及衣裤,睡前记得排空小便,减少夜间如厕次数,其次头晕或行动不便时,要呼叫医护人员协助;阿姨,您作为家属,既要对患者做好心理慰藉工作,又要注意陪伴,不要让患者单独行动,以免发生不必要的伤害。"李叔叔和阿姨纷纷点头表示记下了。

李叔叔又拍了拍他那不太方便的腿脚叹了声气说:"我还是自己坐个轮椅出去转转吧。"听到这我又对李叔叔进行了有关轮椅的小科普:"小小轮椅,看似简单,是患者行动不便的福音,但是如何正确使用,有许多的细节也是需要注意的。坐上轮椅后要系上安全带,以防身体滑出轮椅。停止后,立即刹车,以防轮椅自己滑出去;另外双脚放到踏板上,以防双脚卷进车轮;手臂肘部不能超出扶手板,以防手臂肘部撞到墙壁。上坡时,叔叔你可以上半身前倾,用全身力气将轮椅向上推着前进。下坡时背着身,一边轻踩刹车,一边慢慢地下坡。上台阶时脚踩住轮椅下方横杠,手抓住推手手柄向前拉,将前轮翘起放到台阶上,将轮椅稍微推前一些,待后轮碰到台阶时将推手手柄提起使轮椅腾空再向前推。下台阶时背着身,将后轮放下至下一层台阶,脚踩住轮椅下方横杠,手抓住推手手柄向跟前拉,将前轮从上一阶放到下一阶。"

"李叔叔您腿脚不太方便可以试试做一做踝泵运动,长期卧床可导致血流变慢,血小板在血管的周边停留和聚集,就容易形成血栓,早期的血栓有时可以活动的,万一血栓不幸脱落,可引起肺栓塞等威胁生命的危急重症,所以深静脉血栓是一颗名副其实的'定时炸弹',所以您一定要注意预防深静脉血栓。而踝泵运动可以促进血液循环,消除肿胀,对防止出现下肢深静脉血栓有重要意义。还可以增强肌力,避免肌肉萎缩。"李叔叔听我说完已经迫不及待地想知道怎么做踝泵运动了。第一步,双足主动屈伸运动,踝关节跖屈,背伸运动,每分钟15~20次,持续3~5分钟。第二步,双足主动旋转运动,踝关节旋转运动,逆时针顺时针交替进行,每分钟15~20次,持续3~5分钟。患侧下肢运动由家属协助进行以下运动,每天做2~3次:①双足被动屈伸运动,治疗者一只手握住患者的足后跟,另一只手握住患者的足背部,帮助患者做被动踝关节跖屈,背伸运动,每分钟15~20次,双足交替进行,持续5分钟。②双足被动旋转运动,治疗者一只手握住患者的足后跟,另一只手握住患者的足背部,做环转运动。逆时针顺时针交替进行,每分钟15~20次,双足交替进行,持续5分钟。③环抱式挤捏。双手环抱患者小腿,用力挤压再放松,由足背开始向膝关节循环重复该动作(注意:挤压方向从下至上)。④腘绳肌运动,腿伸直放在床上,用软垫垫于足跟处,并将双手或沙袋放在膝盖上,轻轻下压,使腿尽量伸直。每次维持 10 秒左右,以患者不能忍受疼痛为止,10 次每组,3 ~ 4 组每天。以上预防措施我们都会在医生的指导下进行。

二、熟悉

第二天我看见李叔叔正在病房吃饭,"李叔叔您好! 我是您的健康管理师,小叶"。李叔叔看向我说:"你好啊,叶老师"。"关于您的饮食问题我有几点要告知您,民以食为天,固有的饮食观念需要在住院期间慢慢改善。众所周知,脑卒中的发病与患者长期的不良饮食有很大的联系,因此在起病以后,如果患者仍然不能及时纠正错误的饮食方法,是会严重影响治疗效果的。""叶老师,那我平时饮食应该注意什么?"李叔叔问道。"饮食中应有适当蛋白质,常吃些蛋清、瘦肉、鱼类和各种豆制品,以供给身体所需要的氨基酸。一般每日饮牛奶或酸牛奶各一杯,因牛奶中含有牛奶因子和乳清酸,能抑制体内胆固醇的合成,降低血脂及胆固醇的含量。饮牛奶时可将奶皮去掉。豆类含豆固醇,也有促进胆固醇排出的作用。平均每周吃一次鱼,能使脑卒中的可能性降低 50%。低盐高钾(肾功能不全患者慎用,以防血钾过高):世界卫生组织于 2013 年 1 月 31 日发布一份新的食盐摄取指南,建议成年人食盐摄取量应低于 5 克为宜(相当于一啤酒瓶盖),因食盐中含有大量钠离子,人体摄入钠离子过多,可增加血容量和心脏负担,并能增加血液黏稠度,从而使血压升高,对脑卒中患者不利。而钾元素摄取量应至少 3510 毫克。钠的高摄入量伴随脑卒中危险性增加,同时钾的摄入增多可能伴随脑卒中风险性降低。"

阿姨说道:"小叶啊,怎样从饮食方面减少脂肪的摄入,你给我说说,我给你李叔改改伙食。"我笑了笑说道:"减少脂肪的摄入需要从两方面入手,一方面是改善烹调方式,用蒸煮炖拌,避免油炸。营养学反对吃过多肉类的主要理由之一是担心摄入过量的脂肪(尤其是饱和脂肪酸)和胆固醇。摄入过量的脂肪和胆固醇不但增加患血脂异常、动脉粥样硬化、冠心病、脑卒中等心脑血管疾病和某些癌症的危险,而且很多来自被污染饲料、饮水和空气的有害物质,如多氯联苯、多溴联苯等主要集中于动物的脂肪组织。按照《中国居民膳食指南 2022》的建议,每天吃 50 ~ 75 克肉类,不算过多,脂肪和胆固醇的摄入量也仍然需要采取措施加以控制。""李叔叔您在平时吃肉类食物时是不是更倾向于美味好吃的高脂肪肉类?""呦,小叶你说得一点也不错呀,你李叔就是爱吃这些。"阿姨说道。

"阿姨,您可不能让李叔叔摄入过多的脂肪,平时要少吃富含脂肪的肉类,代之以低脂肪的肉类。凡是多汁的、味香的、柔嫩的,基本上都是高脂肪肉类,如排骨、五花肉、肥瘦肉、肥牛、肥羊、带皮鸡翅、肥鹅、肥鸭等;凡是肉老的、发柴的、少汁的、香味不足的,基本上都是低脂肪肉类,如鸡胸脯肉、兔子肉、牛里脊、精瘦肉等。一些肥瘦相间的肉类能看见白花花的脂肪,白色部分越多,则脂肪含量越高。其次,猪肉脂肪含量普遍比牛羊肉高,如猪里脊肉中脂肪含量达 7.9%,而牛里脊肉仅有 0.9%。畜肉脂肪含量一般比禽类(肥鹅、肥鸭除外)高,畜禽肉类脂肪含量普遍比鱼类和海鲜高。因此,条件允许时,应多选鱼类和海鲜(每天 50~100 克),少选畜禽肉类(每天 50~75 克);在畜禽肉类中,要多选禽类,少选畜类;在畜类中宜多选牛羊肉,少选猪肉。在烹调肉类的时候把肉眼可见的脂肪剔除掉,如鸡皮、肥肉、肉皮、鱼子等,也是减少脂肪摄入的有效方法。"

三、宣教

"李叔我看您病例中显示您有饮酒和吸烟史。""对的,小叶,你不知道啊,你李叔平时喝酒挺多的,一天抽好几根烟,让他戒烟戒酒也不听。""李叔,您要知道限酒和禁烟对疾病的影响很大,酒精消耗和脑卒中发生的危险度之间有一种 J 型关系,即轻中度饮酒有保护作用,过量饮酒则会使卒中风险升高。每天较适宜的饮酒量为高度数白酒不超过 50毫升(1 两,酒精含量<25 克),啤酒不超过 640 毫升,葡萄酒不超过 200 毫升(女性饮酒量需要减半),可能会减少心脑血管病的发生。而吸烟是缺血性脑卒中确定独立危险因素之一,其中被动吸烟也是脑卒中的一个重要因素。吸烟可使出血性卒中的风险增高 2~4倍。吸烟与不吸烟对缺血性脑血管病的相对系数为 2.5 倍,对出血性脑血管病的相对系数为 2.8 倍,并指出每日吸烟量和持续时间长短,与脑血管病成正比,男性和女性均是如此。吸烟可增加急性缺血性卒中风险,使小动脉产生痉挛,减少小动脉系统和毛细血管的血流量。烟里所含有的尼古丁是损害心血管的毒性物质,它可增加血液中的游离脂肪酸和胆固醇,有助于引起动脉硬化,还能引起血管痉挛,并释放内源性儿茶酚胺,也会促进高血压的发生。吸烟是冠心病发生的危险因素,会引起冠状动脉痉挛,血流量减少,促进血管内凝血,导致冠脉血栓形成。吸烟者血脂浓度较高。长期吸烟者血胆固醇水平较不吸烟者高,特别是重度吸烟者(每天吸烟在 20 支以上)血清胆固醇在 300 毫克/分升以上。血脂高与心脑血管疾病的发生有着密切关系。而戒烟 20 分钟后:尼古丁会随血液的流动而减少,因此随着戒烟者体内尼古丁含量的降低,循环系统得到改善,特别是手和脚部。戒烟 8 小时后:血液中的含氧量达到不吸烟时的水平,同时体内一氧化碳的含量减少到一半。戒烟 24 小时后:体内残留的一氧化碳消失殆尽,肺部开始清除黏液和其他令人讨厌的吸烟残留物。戒烟 48 小时后:尼古丁全部消除,你会感觉你的味觉和嗅觉开始得到改善。戒烟 72 小时后:呼吸变得更加轻松,同时你会发现整体状态有所改善。戒烟 3~9 个月后:任何呼吸问题都得到了改善,而且肺部的效率增加了 10%。戒烟 1 年后:生殖能力增加了 1/3。戒烟 5 年后:患心脏病的风险下降到了吸烟前的一半,而患脑卒中的风险与不吸烟者相当。无论是主动还是被动吸烟都会加快颈动脉粥样硬化,增加致命性和非致命性脑卒中风险。吸烟是脑卒中的一个重要危险因素,而且发病风险随着每日吸烟量的增加而增加。吸烟者比非吸烟者中风发生的危险可提前 10 年。每日吸烟1~20 支,对比不吸烟者发生脑卒中风险高出 3.3 倍;每日吸烟 20 支以上者,比不吸烟者

高出 5.6 倍;30～40 岁吸烟者,发生脑梗死风险比不吸烟者高出 5 倍;50～60 岁吸烟者,发生脑梗死风险比不吸烟者高出 3 倍。由此可见,吸烟量越大,吸烟时间越长,发生脑卒中的可能性越高,特别是多发生在中年。吸烟是脑卒中的独立危险因素。无论是主动还是被动吸烟都会加快颈动脉粥样硬化,增加致命性和非致命性脑卒中风险。最有效的预防措施是不吸烟并且避免被动吸烟,戒烟也同样可以降低脑卒中的风险。"

高血压的主要并发症是脑卒中,控制高血压是预防脑卒中的关键。"李叔我告诉你维持血压的稳定也是至关重要的,血压水平与脑卒中、冠心病事件的风险均呈连续、独立、直接的正相关关系。《中国高血压防治指南》指出,在控制了其他危险因素之后,收缩压平均每升高 20 毫米汞柱,舒张压每增加 10 毫米汞柱,心脑血管并发症的发生率翻倍。国内外几乎所有的研究均证实,脑卒中发病率、死亡率的上升与血压升高有着十分密切的关系。用降压药一般从小剂量开始,逐渐增加剂量,达到降压目的后,可改用维持量以巩固疗效,尽可能用最小的维持量以减少不良反应。应用降压药物治疗原发性高血压需要长期服药,因此,宜选用降压作用温和、缓慢、持久、不良反应少、易于掌握和使用的降压药。坚持服用降压药物,因为高血压是脑卒中最重要的危险因素,不能'三天打鱼两天晒网',因为不规律地服药会造成的后果更加严重。"李叔大吃一惊地说:"小叶,照你这么说的话,我可要按时服药了,之前都没有遵守,现在可得乖乖的了。""还有一点您应该注意,从坐位起立或从平卧位起立时,动作应尽量缓慢,特别是夜间起床小便时更要注意,以免血压突然降低引起昏厥而发生意外。"

我看了看李叔的病史严肃地说道:"糖尿病是缺血性脑卒中的独立危险因素之一,糖尿病患者发生急性脑卒中的危险性是非糖尿病患者的 3 倍,占 2 型糖尿病患者死亡原因的 10%～15%。"李叔露出震惊的面孔说:"这么严重。""您不要害怕,对于糖尿病患者来说,掌握测量血糖的正确方式还是必要的,测定餐后 2 小时血糖前一定和平时一样,吃饭的量与质要与平时保持一致。餐后 2 小时血糖必须从进餐第一口开始计算时间。否则可能影响测试结果。警惕低血糖的发生,生活规律,养成良好的生活习惯;注意适量运动;糖尿病患者外出时应注意随身携带食物和急救卡片;警惕夜间低血糖。平时也要遵医嘱用药,不可随意停药;限制饮食总量摄入;平日要注意血糖的控制,常检查血糖。如有身体不适时,应立即告知医护人员;注意保暖。""白糖、红糖、葡萄糖及糖制甜食我是不是就不能再吃了?""不止这些,还有含碳水化合物较多的土豆、山药、芋艿、藕、蒜苗、胡萝卜等少用或食用后减少相应的主食量。水果中含葡萄糖、果糖,能使血糖升高,故在血、尿糖控制相对稳定时,空腹血糖 7.8 毫摩尔/升或餐后 2 小时血糖 10 毫摩尔/升时,可在两餐或临睡前食用,但也要减少相应主食。"

阿姨听完这些,说他们受益颇多,让我再给李叔叔多讲讲。我接着血糖方面给李叔叔科普了一下有关血脂方面的小知识。"血脂包括血清总胆固醇,脂蛋白及甘油三酯。血清总胆固醇或低密度脂蛋白胆固醇升高是冠心病和缺血性脑卒中的独立危险因素之一。亚太经合组织合作研究项目研究发现,总胆固醇每升高 1 毫摩尔/升,脑卒中发生率就会增加 25%。长期控制胆固醇于合适的水平,可以防止动脉粥样硬化。哥本哈根市在进行心脏病研究中发现高密度脂蛋白胆固醇每升高 1 毫摩尔/升,缺血性脑卒中事件的发生可以减少 47%。高血脂是指血清中胆固醇和甘油三酯的含量过高,高血脂会增加血液黏稠度,导致血管斑块形成,加速脑动脉硬化。此外,一些外周血管的斑块如颈动脉斑块,容易脱落,脱落的斑块随着血流进入脑部,阻塞在脑的细小动脉,进而导致脑梗死。因此,所有伴高血脂的脑卒中患者都应控制好血脂水平。血脂主要指甘油三酯和胆固醇,胆固醇有'好''坏'之分。'好'胆固醇,即高密度脂蛋白胆固醇。高密度脂蛋白胆固醇可以将过多的胆固醇从血管中运回肝,因此被称为'好'胆固醇。其含量越高,患冠心病、心肌梗死和脑卒中的风险越低。'坏'胆固醇,即低密度脂蛋白胆固醇。低密度脂蛋白胆固醇容易被氧化,沉积在动脉壁上,进而导致动脉硬化。低密度脂蛋白胆固醇升高与心脑血管疾病死亡风险的增加有关。必须告知患者及家属坚持服用降脂药,降低血脂含量,稳定血管壁斑块,防止血栓再次形成。提倡使用降脂药,将其降至 1.8 毫摩尔/升以下或基础水平的 30%~40%。医生根据患者情况,给予他汀类降脂药应用,在长期服药的过程中,也会产生不良反应,首先应该注意他汀类药物对于肝功能的影响,有些他汀类药物是经过肝代谢,并且对肝会有副作用,可能会导致患者出现转氨酶的升高,从而导致肝功能的损伤,因此建议患者在使用他汀类药物期间,特别是在使用的初期,尽量注意监测自己的肝功能。另外,在使用他汀类药物的过程中,也应该密切注意对肌肉的影响,有些他汀类药物可能会出现肌肉的损伤,如果患者出现了肌酸激酶的升高或者是出现了肌肉的酸痛无力等症状,应该及时到医院就诊。如果患者出现了肝部的不适或者其他的症状,包括皮肤或者眼睛出现黄染,应该及时到医院就诊,同时如果肝功能出现转氨酶的升高,特别是高出正常值范围较大的情况,这时候可能就需要暂时停用或者是换用其他类的他汀类药物。"李叔叔听完不禁感慨:"没想到这平常没在意的小事儿都存在这么多的问题,以后可得方方面面都得注意了。"

四、插曲

等再次上班,李叔叔的家属便急忙拉着我悄悄地说:"小叶啊,这也不知道是不是在医院呆的时间久了,你李叔看起来心里很是失落,满满的愧疚感,觉得自己拖累家人,于是埋怨自己,动不动就发脾气等不良情绪,对原来的爱好也失去了兴趣,你能不能帮阿姨劝劝他?"我不断安抚着阿姨的情绪:"患者言语不清,对语言功能康复训练比较抗拒,这时,我们用专业的知识告诉患者言语功能恢复效果最明显的时期为病后 3~6 个月,某些患者言语功能在更长时间内仍可持续改善。在条件适宜的情况下,请至少坚持进行 6 个月的语言训练。尽管早期语言训练获得的效果较好,但发病 2~3 年的患者也不可轻易放弃治疗。有些患者的言语功能在发病数年后,仍可通过康复训练得到不同程度的恢复。所以不要放弃任何康复的机会哦!"

我看着李叔坐在床边望着窗外,便坐到李叔旁边问道:"李叔,您会下象棋吗? 要不行咱俩来一局?"李叔立马眨巴着眼睛点了点头。"呀,李叔,您可真厉害。平常没事儿你多和人下下棋,结合自身情况,做自己喜欢的事,或者培养新的兴趣,这样能帮您找回自信心。回想自己曾经面对坎坷经历是怎样一步步挺过来的,发掘自身的潜能。多了解脑卒中知识:通过电视、报纸、书籍、医护人员等各种途径了解脑卒中知识,脑卒中可能没有想象得那么可怕。既来之,则安之。帮助自己振作起来。树立自理观念,给自己制定目标,并努力实现它。还可以通过锻炼提升自己独立生活的能力。加强身体锻炼,运动也是调节情绪的天然良药。通过散步、打太极等康复动作,让全身活络起来。家人和朋友都在关心您,社区的老朋友盼望与您见面,他们的鼓励会让您心情好起来。不要拒绝他们的问候与关心,大胆地走出去。"李叔叔点了点头。

"阿姨,您作为家属其实也会起到很大的作用。提供利于康复的环境,应根据患者的情况进行家庭环境改造,为患者创造便利舒适的环境。给予足够的关心,应该对患者有足够耐心,了解患者的需求,并给予心理支持;多交流,从他感兴趣的话题聊起,鼓励患者表达感受,适当给他抱怨的机会、理解他承受的困难并认可他的努力。树立榜样,照顾者的情绪态度很容易影响患者,在患者面前尽量减少抱怨、心烦、丧失信心等表现,用乐观、坚强、热爱生活的形象为患者带来积极影响;培养患者独立解决问题的能力。帮助患者设定目标,脑卒中早期协助患者进行康复为主的功能锻炼,恢复期鼓励患者在力所能及范围内从事自理活动,甚至家务劳动等。及时给予肯定如'你做得很好''真是越来越有进步了'。不要嫌弃患者,与患者说话时语气和蔼,避免刺激和伤害他的自尊,尤其是喂饭,处理大小便时绝不可以表现出烦躁、讨厌的情绪或随意训斥,更不能不理患者。维护患者的安全,家属应对患者'察言观色',及时发现患者的消极情绪,尤其是无望和无助感,以及自我伤害的举动,必要时求助医生。对于需要服药控制情绪的患者,应遵医嘱监督患者坚持用药。为患者安排有意义的生活,根据患者情况,安排一些有益身心的活动,如听戏剧、看小品、做广播操、做家务劳动等,鼓励患者坚持锻炼身体,坚持下去就会好起来。"

患者进行早期、有效的评估与训练能够加速患者肢体运动的康复,减轻功能上的残疾,减轻家庭负担,节约社会资源。制定针对性护理方案。其次可将评价和预期结果告知患者及其家属,当患者生命体征平稳,神经系统症状不再进展 48 小时后尽早开始康复治疗,以期获得最佳的功能水平,减少并发症的发生。康复训练是运动—感觉障碍患者的重要护理干预环节,必须建立感觉—运动训练一体化护理方案。训练的强度应考虑患者的体力、耐力和心肺功能。患者肢体的摆放、直立坐位以及早期的下床活动,可促进患者肢体的康复。改善脑卒中后肌力的有效方法包括渐进式抗阻训练,肌电生物反馈疗法与常规康复治疗相结合和电刺激。这样可以提高肌力有助于活动能力的恢复,且肌力增加后不加重痉挛状态。触觉(浅感觉)和肌肉运动知觉(深感觉)可通过特定感觉训练而得以改善,感觉关联性训练有助于运动功能的改善。采用经皮电刺激联合常规治疗可提高感觉障碍患者的感觉功能,同时改善患者的运动功能。早期脑卒中偏瘫患者的肢体多为弛缓性瘫痪,脑卒中患者由于运动功能损害的持续存在,常常导致关节发生挛缩易出现肩关节半脱位,发生率为17%~81%。由于患者的体位摆放或活动不当还可诱发加重肩痛、肩-手综合征、肢体肿胀、失用综合征、压疮等并发症的发生。脑卒中后患者的体位摆放在不影响患者生命体征的前提下,应随时注意保护患肢,以良肢位摆放为主,对抗痉挛,避免上肢屈曲,下肢过度伸展,痉挛期肢体置于抗痉挛体位,1~2小时变换一次。良肢位摆放:健侧卧位时,患侧在上,身前用枕头支撑,患侧上肢自然伸展,患侧下肢屈曲;患侧卧位时,患侧在下,背后用枕头支撑,患侧上肢伸展,下肢微屈,健侧上肢自然位,下肢呈迈步位;仰卧位时,患侧臀部和肩胛部用枕头支撑,患侧上肢伸展,下肢屈膝,头稍转向患侧;床上坐位时,患侧后背、肩部、手臂、下肢用枕头支撑,患侧下肢微屈。

当患者生命体征平稳,神经疾病症状不再进展后48小时,可以锻炼上肢的伸肌和下肢的屈肌为活动原则;活动幅度和频率的选择依病情逐渐增加;入院后肢体需要摆放良肢位,适度被动活动;被动活动主要用于患肢各关节,依关节的功能确定活动方向。运动时由上到下,由健侧到患侧肢体,由近及远,有顺序进行肢体的内收、伸展、主动、抗阻训练,活动时注意从大关节开始过渡到小关节,动作轻柔缓慢。恢复期患者可以在康复师指导下在床上活动、坐起、坐位训练,逐步到站立及站立平衡、迈步训练。康复的训练应由专业的治疗师根据患者功能障碍特点,综合应用多种理论和技术,制订个体化的治疗方案来提高康复治疗效果。

在住院过程中,李叔叔在一天天地好转,而家属也受益匪浅。《黄帝内经》曰:"不治已病治未病,不治已乱治未乱,此之谓也。夫病已成而后药之,乱已成而后治之,譬犹渴而穿井,斗而铸锥,不亦晚乎?"李叔叔的家属也学到很多健康教育知识,整个住院期间,李叔叔及家属积极配合医护人员,对河南省人民医院河南省脑血管病医院赞不绝口,对医护人员一次次地伸出大拇指点赞,我们看到李叔叔日渐见好,真应了那句古诗"千淘万漉虽辛苦,吹尽狂沙始到金"。

五、出院

出院当天,我一遍又一遍地交代患者出院的注意事项、用药指导等,家属拿出一台新的电子血压计,不好意思地说:"平时你讲的血压测量方法,我没怎么上心,在医院都是你们给测的,今天要出院了,能不能再教一下,我保证记得。""当然可以了,我将测量血压的方法及注意事项做成了二维码,你拍下来,忘记了可以再看",电子血压计一般包括机身、充气导管、袖带三部分。每次使用前都要检查这三部分是否连接紧密,第一步,准备:测压前10分钟停止剧烈活动。开始测压前用双手挤压袖带以排空余气,选择平躺或者端坐卧位都可以。第二步,测量:开始测压时,暴露测量上肢或穿轻薄的衣物(如秋衣、衬衫),将袖带固定在肘窝上方并距肘窝 2 厘米,同时保证充气导管的根部位于肘窝上方,调整机身的位置,使得机身、肘窝和心脏在同一水平面,最后轻按"开始"键开始测量。第三步,记录:当听到充气声音停止,且机身上读数稳定后,读出血压值,并记录下来。袖带不可过松或过紧,过松量的血压偏高,而过紧量的血压偏低,记住"两个二",肘上 2 厘米,容下两指为宜。另外家属也可以了解一个小知识:正常的血压,收缩压(高压)90～140 毫米汞柱,舒张压(低压)60～90 毫米汞柱。理想血压值,收缩压(高压)100～120 毫米汞柱,舒张压(低压)60～80 毫米汞柱。一级高血压,收缩压(高压)140～160 毫米汞柱或舒张压(低压)90～100 毫米汞柱。二级高血压,收缩压(高压)160～180 毫米汞柱或舒张压(低压)100～110 毫米汞柱。三级高血压,收缩压(高压)大于 180 毫米汞柱或舒张压(低压)大于 110 毫米汞柱。

李叔叔走之前一直不断地对我说谢谢,家属也对我们的工作表示认可。

六、回访

出院一个月后,我对李叔叔进行电话回访,"李叔叔,您现在咋样啦"。李叔叔笑呵呵地说:"挺好的叶老师,我刚晒太阳回来"。可以听得出李叔叔回到家后说话较住院时流畅,当李叔叔知道是医院打的回访电话时,一定要亲自接电话,对我们表示感谢,听到患者及家属对我们的肯定,再忙再累也值得。

李叔叔出院后 3 个月、6 个月,我都分别进行了电话回访,知道李叔叔言语清晰,生活能够自理,遵医行为良好,老夫妻两个的生活方式也改变了。李叔叔高兴地说:"闺女,哪天来家里,让你阿姨给你包饺子吃。""好嘞!"我高兴地答应下来,真希望每一位患者都能像李叔叔一样康复如初。

神经内科病房里这样的事每天都在发生,我不能保证给每一个痛苦的患者都带来帮助,可是我愿意尽自己绵薄之力去关心身边的每一位患者,树立起战胜疾病的一面面旗帜。使穿枝拂叶的患者,踏着荆棘,不觉得痛苦,有泪可落,却不是悲凉。这又何尝不是自己的幸运。

亲爱的朋友:请记住心若向阳便会春暖花开,哪怕是荆棘之地也会遍地生花。

案例 12　我的微笑陪伴你的康复

一、初识

有人说"世界上最崇高的行为是奉献,世界上最温暖的力量是关爱"。关爱像一阵春风,在你身心疲惫时带来清凉;关爱是一滴水,在你难过急躁时给予滋润;关爱像一棵小草,哪怕只有一点点,慢慢积累就会变成宽广的草原。护士与患者之间也是一样,有了关爱让他们的心更近了。

记得那是一个阳光明媚的下午,彼时的我正在为新入院的患者接诊,一张阳光帅气的脸庞,却有着一副郁郁寡欢、沉默寡言的表情,映入我的眼帘。我请这位年轻的小伙子刘某某坐在我的身旁,准备开始询问他的名字,问他今年多大了,哪里不舒服,但是他迟迟不理会我。他对我爱答不理,难道是他的性格问题,还是听力有障碍呢?接诊全程这位阳光帅气的小伙子没有说一句话,只是安静地站着,都是他的父亲和姐姐在回答我的问题,他的父亲说,他之前挺爱说话的,是个活泼有朝气的孩子,但是 3 天前他出现了头晕,当时家人没有太在意,后来视物模糊,偶尔会有头痛,最近不怎么说话,这次来查一查具体是什么原因。经询问家属后得知,这位年轻的小伙子因疾病的困扰,性格发生了变化,拒绝与人沟通。我心想,怎么样才能让他敞开心扉和我交流,并且积极地接受治疗?我给他测量一下生命体征,体温高热 38 摄氏度,带领小伙子来到床旁后,让他躺下安静休息,进行了一系列的入院宣教,告知医生患者情况,嘱咐他多饮水,给予物理降温,并与接班护士做好交接班工作,密切关注小刘的病情变化及心理情况。

二、突变

小刘入院的第 2 天夜里,正值我夜班,我特意查看了一下这个小伙子的体温单和护理记录单,他的体温呈一过性的升高,之后生命体征平稳。晚上 9:00 左右,突然听到病房里有人大喊大叫,我立即前往查看,迎面而来的是慌张无措的前来求助的两位小刘的姐姐。此时,病房里小刘烦躁不安、拳打脚踢、情绪激动。我急忙跑到床旁查看患者的情况并立即让家属呼叫另一名护士,小伙子体温仍高达 39.8 摄氏度,血压 160/90 毫米汞柱,心率 125 次/分,此时他表情凝重、牙关紧闭、四肢僵硬、胡言乱语,不停地扯拽手臂上的留置针,眼看手上的留置针就要拔出来了,我立即通知值班医生,给予地西泮1支肌内注射,因为他身强力壮,两位姐姐和爸爸合力才勉强按住他……此时他已经出现自我伤害的行为,不断地用手打自己的头,见过许多意识障碍患者的我第一直觉这绝不是一次简单的意识障碍,半小时过后,患者状态没有丝毫好转,再次通知医生,医生说给予冬眠合剂应用,我立即告知保卫处要求保安协助,确保药物能够注射到他体内,此时已经夜里10:00多,病房里其他的患者都无法休息,意识到这件事情的严重性,我给护士长打电话汇报此事。护士长了解事情经过后,立即赶到病房,急忙握着他的手,给他固定留置针,并规劝道:"小刘,这个留置针不能拔,这个是输液用的管道,拔了会疼的,咱们不能拔。""你是谁?你们为什么要害我?"小刘的眼睛中布满了恐慌,不停地在重复这上面的话,此时的姐姐和爸爸已经接近崩溃了,小刘此时因为意识障碍,不认识周围所有的人,并且刚刚动手打了爸爸一巴掌,可是朴实的父亲依然用力按压着他的手,护士长见状,立即让我通知二线主任前来,护士长耐心地询问:"你怎么了,有哪里不舒服吗?"他不回答,表情依旧淡漠,没1分钟又开始情绪激动,拳打脚踢,大喊大叫,言语不清。当时护士长担心他会跌倒坠床,紧紧守在他身边,安抚住他,我立即悄悄来到小刘旁边,准备注射,当我稍微靠近一点,他伸出脚就要踢我们,大家高度警觉,姐姐和爸爸立即按住了他,他稍微平静了下来……护士长慢慢地安抚住他,给我使了一个眼神,我立即给予肌内注射,他又开始反抗,就像脱了绳的马似的,双手挥舞着,还抓破了另一名护士的胳膊,还好大家及时按住了他,为注射药物争取宝贵时机。注射完毕后,我突然感到右侧大腿痛痛的,才发现慌乱之中我也挨了一脚。

患者此时稍微平静了一下,并说只让二姐待在这里,其他人都要出去,不要让其他人迫害他。二姐耐心地和他聊着天,护士长让保安在门边守护着,他说的话没有逻辑,都是支离破碎的话语,二姐也只管应和着……二线主任和护士长此时抓住时机,叫爸爸和大姐出去进行病情谈话,考虑到患者特殊病情,立即请了心理医学科急会诊,并考虑让患者转往神内监护室,家属一直在说会不会是当年妈妈的精神异常遗传给了他,同时也怀疑是给他误诊,才想把他们往外推……5分钟过去了,他又开始狂躁,牵拉设备带,两名保安都按不住他,将呼叫器牵拉损坏,后又用手不停地锤击旁边卫生间的墙壁……此时,二姐不停地拉着他的手,安慰他,眼泪止不住地流……同病室的患者提醒我不能离得太近,但是护士的职业素养告诉我,小伙子不能因意外受伤,所以脑子里的这根弦一直紧绷着,护士长此时过来再次叮嘱保安和我,一定要确保小刘的安全,又去和家属谈话。此时,小刘的二姐撑不住了,嚎啕大哭,这家里最小的弟弟,从小被宠溺着。二姐情绪非常激动,认为医师误诊了,她下午刚刚从广州赶到,不了解诊治的过程,并扬言值班医师及护士虐待她弟弟。当时我耐心地向她解释我们按住他是为了保证他的安全。此时,谈话间里小伙子的父亲及姐姐依然不能理解,拒绝转科,大姐在给自己的医生朋友打电话询问,此时已经0:30了。心理医学科主任会诊完成后排除了心理因素引起的精神行为异常,在紧急情况下,护士长再次给患者家属强调,患者已经好几个小时滴水未进,任何药物吃不进去,液体输入不进去,这对于患者来说是无疑非常不利的,目前只有转往监护室才能让患者平静,避免更多声光电的刺激,才能有助于患者的病情。此时,医生又开了地西泮肌内注射,这将又是一场"大战",5名保安好不容易束缚了这个精神异常的小伙子,负责注射的我内心无比忐忑,战战兢兢地给予他肌内注射了一针镇静剂,患者依然拳打脚踢,不见好转……此时护士长和二线主任再次和他父亲谈话,姐姐此时也咨询了医生朋友,最终在转科同意书签字。转运到平车上,患者抗拒,4位保安好不容易强行抬到平车上。转运路上,护士长指挥着并拨打急诊电梯,另一名护士护住患者的头部,怕他自我伤害,其余保安及家属约束住他,大家一起按压着,送往了重症监护室。此时已经凌晨1:40了。因为监护室不让进家属,护士长和另一名护士进去了,小刘在监护室用上了最有利的镇静药物,稍微平稳下来,护士长出来的时候让爸爸和姐姐看了看照片,爸爸给护士长和监护室的医生跪了下来,恳请一定救救家里的独苗……护士长和监护室医生连忙搀扶爸爸,告诉他放心,一定尽全力救治。

此时,突然觉得腹部隐隐作痛,另一名护士也才发现胳膊上一道道红印子。此时的我百感交集,一位20岁出头的小伙子,病情变化这么快确实是让人始料未及的。这家人也挺让人可怜的,唯一的儿子,还生了病,目前还不是很明确病因,一个正值青春年华的帅小伙,换位思考一下,还是挺让人怜悯的,任哪个做父母的都是不忍心的,还是要互相理解的好。就像有些人帮助你,为你排了忧,解了难,让你感动,让你舒坦,你应该感谢他们的热心肠;有些人伤害你,让你生气,让你委屈,你或许恼他们,恨他们,但他们却让你在逆境或不幸中成长。这也是自己成长中的一部分吧!缓和心情之后,我们继续忙碌着紧张而又繁忙的护理工作。

三、病情好转

我们科室的李主任得知这个年轻的小伙子转科之后,立即去重症监护室看了他的情况。小伙子用了镇静药物,而且生命体征是平稳的,李主任给予他做了腰椎穿刺术,以及其他一些相关检查之后,与其主管医生沟通协商之后,请了其他科室相关专家进行了全院会诊。这位小伙子之前在其他医院就诊怀疑是感染因素,但是未见好转,几经周折后来到我院神经内科诊治,凭借李主任多年丰富的临床经验及多方协作努力明确诊断,这位帅小伙得了一种全国罕见的疾病——组织细胞性坏死性淋巴结炎,又称菊池病,这种疾病多发于20~30岁的青年男性,病因目前尚不清楚。有一些研究指出大致可分为两种,一种是遗传因素导致的与自体免疫有关,另一种是与后期感染有关。部分菊池病患者症状表现是发热,发热类型复杂,有低热、弛张热、不规则热等。小刘就是由坏死性淋巴结炎而引发的一种神经系统感染性疾病,因此这位帅小伙才突然发生精神行为的异常变化。小伙子本来就身强体壮的,平时性格也比较活泼,当时突然发病病因不详,好在及时确定了诊断,全院专家为其制定最佳的治疗方案,护士给予全方位的精心而又专业的护理。这位小伙子病情很快就好转了。

　　我们每一位护士会尽力做好优质护理服务链:心中有患者,能够想到;目中有患者,能够看到;耳边有患者,能够听到;手中有患者,能够做到;身边有患者,始终临在;健康教育围绕患者,能够说到做到。变被动服务为主动服务,变"患者要我做"为"我为患者做",做到及时、到位、专业、规范、安全、舒适的护理。这充分体现了"爱心、耐心、细心、责任心、诚心和热心"的服务理念。我们把这"六颗心"应用到工作中,用我的"六心"服务于每一位患者,让他们感受到在医院就像在自己家里一样温馨温暖,我们就是他们的家人和朋友,我们会真诚地与他们交流沟通。一个美丽的微笑,一句简单的问候都会让他们心里暖暖的,无论是对患者还是照护者,我们都微笑相待,真诚以待,构建一个和谐的科室氛围,为科室提供优质全方位的责任制整体护理服务打下良好的基础。正是由于我们医院超高的医疗水平,还有责任制整体护理,这个小伙子很快就康复如初了(图 3-1)。

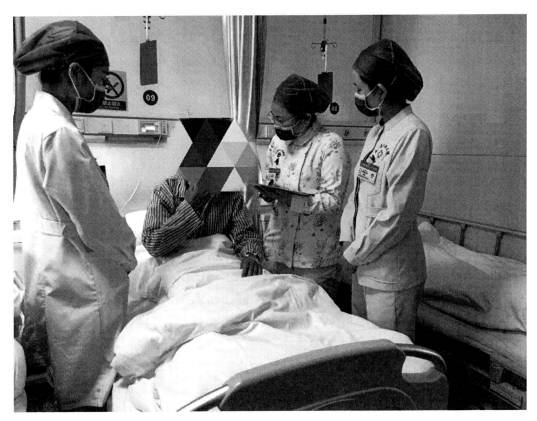

图 3-1　床旁宣教

四、出院宣教

经过十余天的精心治疗和护理,这名帅小伙终于康复了,后期只需要按时服药,定期复查。出院这天,他和他的爸爸以及他的姐姐专程向我们道谢,为其自己以往的过激行为给我们道歉。虽然受了一点意外的伤,但是我们心中没有责怪他,看到这个帅小伙子满脸笑容,我们也笑了,我开玩笑地问他,"你还记得你踢了我一脚吗?"他说:"呀,我都不记得了,这可怎么办呢,要不你再踢我一脚吧。"我哈哈大笑,"那倒不至于,只要你回家之后乖乖地按时服药,保养好自己的身体我们就放心了。"出院前我们相互留了联系方式,他给我们医护人员深深鞠躬致谢并笑着说:"真心地谢谢您们,您们辛苦啦!"我微笑着说:"恭喜您康复出院,您的康复是对我们医护人员的最大回报。"并嘱咐其出院之后注意饮食,忌食辛辣刺激食物,注意低脂低盐高蛋白饮食,适当运动,可以去跑跑步、健健身,增强体质。切记今后一定要遵医嘱正确服药,无论是增加剂量还是减少剂量都需要遵医嘱,做到不漏服、不多服、不能乱吃药,最重要的是要定期复查身体哦,千万不要忘记。如果以后在治疗和用药方面遇到问题,可以在出院患者群里询问,我们科主任、护士长、主管医师、护士姐姐们都在此群里,我们将二十四小时陪伴。他的爸爸、姐姐非常感激地说道:"真的是太体贴了,太感谢您们了! 谢谢! 谢谢!"此时心中只有两个字,那就是"值得"。

每一位善良之人,应该对他人的失意、挫折、伤痛和不幸,进行换位思考,以一颗宽容的心去了解,关爱对方。学会了换位思考,彼此才能相互理解谅解、相知相惜;学会了换位思考,才能心轻松,人安好! 学会了换位思考,就学会了理解。拿破仑·希尔说得好:"懂得换位思考,能真正站在他人立场上看待问题,考虑问题,并能切实帮助他人解决问题,这个世界就是你的。"

有一则小故事或许大家都熟悉。一头猪、一只绵羊和一头奶牛,被主人关在同一个畜栏里。有一天,主人将猪从畜栏里捉了出去,只听猪大嚎大叫,强烈地反抗。绵羊和奶牛讨厌它的嚎叫,于是抱怨道:"我们经常被主人捉去,都没像你这样大呼小叫的。"猪听了回应道:"捉你们和捉我完全是两回事,他捉你们,只是取你们的毛和乳汁,但是捉住我,却是要我的命啊!"如果一个人不能理解对方,当别人哭时,他根本就不知道人家为啥要哭,甚至还在一旁鄙视、嘲笑;当别人笑时,他只以为人家是欣喜若狂、得意忘形;当别人不幸时,他根本就无法理解人家是何等的心痛,何等的不幸。人与人,三观不同,立场不同,所处的环境不同,就很难读懂对方的感受。因此,我们将心比心,换位思考,用微笑陪伴患者的康复。

这名帅小伙出院之后,回到老家之后给我们邮寄一面锦旗,感谢科主任医术高明、感谢护士长体恤病情、感谢医护团队精心呵护。当我们收到这面锦旗时,内心也是非常激动,这是对我们工作的高度认可。

护士长和我定期对其进行了电话随访,就像知心大姐姐一样,听他说他的快乐,为他开心;听他说他的烦恼,为他排忧解难。他也很关心我们,告诉我们健康是第一位的,让我们多注意身体,要多休息,劳逸结合。

五、随访

他出院的第 1 个月,我按照计划对他进行电话随访,现在的他恢复了活力,在深圳找到一份满意的工作。而作为健康管理师的我,叮嘱他按时服药,定时复查,不要再不重视自己的身体,小病要尽早看,他笑着对我说:"姐姐,可不要怪罪我踢您那一脚啊……""放心吧,姐姐早就忘了。"我开心地像对自己的弟弟一样回答道。现在的他没有感到任何不适,每天生活得非常开心,在这像花儿一样的青春年华,无忧无虑的,真好,希望他一直健康快乐!

出院第 6 个月时,我又一次进行随访。这次,他激动地告诉我们,他找到了自己心爱的女孩,他女朋友温柔漂亮还懂事,准备定居深圳发展,另外他一直没有忘记定期复查,还叮嘱说等到结婚的时候,一定请我和护士长吃喜糖呢。此时我深刻理解了冰心老人的那句话:"爱在左,同情在右,走在生命的两旁,随时播种,随时开花,将这一径长途,点缀得花香弥漫,使穿枝拂叶的行人,踏着荆棘,不觉得痛苦,有泪可落,不觉悲凉。"

这世上,所有的误会,都来自不理解,所有的矛盾,都来自不沟通,所有的错过,都来自不信任。换位思考,是接近对方心灵最好的方式。很多的事情,出发点不一样,得到的结果,当然因人而异,不换位考虑,就会产生误解。放下"架子"和"面子",体谅对方说话做事的出发点,才是彼此最有效的沟通方式。

换位思考,通俗地说就是站在别人角度上思考问题,它是人际交往的"润滑剂",也是增进理解、彼此宽容、相互信任的基本前提。同时,换位思考也是一种自我学习、自我完善的有效途径。换个位置、换个角度从不同方位来认识问题、分析问题和解决问题,对事物的认知才能比较客观、比较全面、比较真实,解决问题才能比较系统、比较公正、比较科学,对"大象"的认知才会更加准确。现实生活中,有些比较自我的人,根本不懂得换位思考。遇事喜欢站在自己的角度考虑,处事又常把自己利益放在前面,凡事总是先挑别人的毛病,而被忽略的恰恰是对方的感受,损害的自然是别人的利益,伤害的肯定是彼此的感情。其实,人生的许多争执与困惑,只需要换个角度便能豁然开朗,变得完美。当然,这需要学会换位思考。

六、尾声

当每天晨起时,看见蒙蒙亮的天,我总是将自己的心情调整到一个最佳状态,目的是做好自己的工作,以亲切的微笑、耐心的解释和责任心为患者排忧解难。在为患者服务时深记着一句话:"只要你心里在笑,脸上同样也会微笑,那么整个人也因此更加精神,更加漂亮。"一句简单的问候、一个会心的微笑、一杯热呼呼的白开水、一个温暖的拥抱、有时它要比良药还要治病,还要暖人心,当你微笑的时候你会发现身心舒畅。现在就开始微笑吧! 只要笑起来,你体内会有一种温暖的感觉,你会发现你与他人的交往更容易。首先,当你微笑的时候,其他人也向你报以微笑。他们会反映出你的面部表情。而且,对方会渴望和你交往,当你面露笑容时,对方也更愿意帮助你。当然,微笑的时候一定要真诚、发自内心地笑。

想一想那些日日夜夜被病痛所折磨的患者,或许他们是家里的顶梁柱,或许是家里的妻子、孩子的母亲,或许他们是家里的长辈,爷爷奶奶、外公外婆,或许他们是家里的儿子女儿,他们在承受着不同程度的病痛、不同疾病的折磨。当我看着这些患者的时候,我多么希望世界上没有疾病、没有病痛,每一个人的身体都是健健康康的多好! 虽然我不是一名医师,不能像医师一样为患者看病、开立医嘱、开药,或是开刀手术,但是我是一名护士,我会用我所学习到的专业护理知识去护理每一位患者,给予他们基础护理,如用药指导,心理护理等。我更是一名健康管理师,我会尽我自己所能,去帮助每一位患者,帮助他们管理好健康,减轻他们的痛苦,帮助他们尽快康复。衷心地希望每一个健康的人能够持续保持健康,每一位患者尽快康复,摆脱病痛的折磨,恢复健康。愿世界上无灾无难、无疾病,每一个人都能够健康平安地生活,每一个家庭都幸福美满。

案例 13　重生的折翼天使

20年前，稚气未脱的我走向了护理岗位，如今已是不惑之年，但始终坚守在临床一线，不怕脏、不怕累，以满满的爱心守护每一位患者，并深深爱上了这份神圣的事业。20年的护理工作中遇到过许许多多的人和事，有一位患者令我至今难以忘记。

一、患者第一次入院

（一）初识

2020年4月20日，我们科室刚开科不久，来了一位20岁坐着轮椅的漂亮女大学生小婧。当时我很好奇为什么这么年轻漂亮而且身材高挑的女孩子坐着轮椅呢？作为健康管理师，我接诊了这位患者。

"我只是觉得有点感冒，断断续续地低热，偶尔手脚麻木，胡乱吃了些感冒药，现在身体不适越来越厉害了，不仅手脚麻得更厉害，而且走路没劲儿，连喝水都会呛到，到底怎么回事啊？"言语间，小婧表现出紧张和恐惧，清秀的脸庞看不到一丝笑容。

"很多问题表现的都是类似感冒的症状，来到医院，开始系统的检查，说明你认识到了问题，正在认真面对，这是解决问题、恢复健康的第一步！何况这里是省内最好的综合医院，来到这里，就到了优秀医生聚集的地方，可以放宽心！"

通过各项检查，很快小婧诊断为"吉兰-巴雷综合征"。主管医生和我向小婧普及了这种疾病的相关知识："吉兰-巴雷综合征是一类由免疫介导的急性炎性周围神经病，多由于机体免疫反应引起。"见小婧一脸的茫然，貌似每个字都听懂了，可串在一起就不知道啥意思。

"就是人体免疫系统引起的，主要是神经系统的急性炎症，就像炎症会引发身体的问题一样。"我尝试着换个说法。

"可以这么说吧！"主管医生接着说，"主要表现就是肢体肌肉无力，没有劲儿，同时触觉灵敏度下降，就好像手脚带着手套穿着袜子一样，感觉不灵敏，这就很好地解释了你的症状。同时，这个病发病比较急。"

小婧听到医生说的病症和自己的情况非常吻合，不由得稍微放松了些神情，缓了一下问道:"能治好吗?"

"治疗都是需要一个过程,对症处理,都会有效果,快慢因人而异。"我说着轻轻用手扶了一下她的肩膀。

"是这样的。"主管医生接着说。"大多数患者两周就会到达病情的高峰,也就是症状最厉害的时候,多数人会在4周内到达高峰。"

一听病情还可能加重,小婧的脸就又阴沉了下来。

"多数患者是可以基本恢复的!"主管医生接着说:"通过治疗,不同病情的恢复期在数周到数月,少数情况会遗留神经功能障碍。"

"年轻人恢复起来还是有优势的,身体状态好就可能恢复得快,只要配合治疗!"我尝试鼓励道。

"就是有些注意事项,你要记好。有些患者是因为胃肠道或呼吸道感染引起的这个病,一定要注意饮食,食物必须安全、卫生;同时注意保暖,预防呼吸道感染。"

看到轮椅上小婧的愁容,不禁感叹现在的神经内科的年轻患者也时常见到,病程长的话,对她们的冲击也会比较大!何况小婧还那么年轻,多希望她能尽快恢复健康啊!

我根据小婧的疾病特点和症状、体征,量身制定了贯穿入院—院中—出院全过程的有针对性的康复计划,并对小婧的焦虑和恐惧着重疏导和安慰。我先是带领小婧熟悉病房环境,向她介绍本科室医生、护士长及全体护理人员,目的是消除她对陌生环境的紧张感;并耐心向小婧解释病情。稍后在入院初期对小婧提出的问题给予耐心和尽可能详细的回答,消除小婧的恐惧心理,帮助小婧积极配合治疗并得到充分休息。我特意增加针对她的病房巡视,及时了解其需求,尽自己最大努力帮助小婧解决问题。针对小婧的焦虑情绪进行有条理的疏导,如缓慢的深呼吸,全身肌肉放松,听音乐等;同时结合病程和治疗措施耐心地向小婧讲解病程经过,强调本病在积极治疗后可以预见的效果以及有较高的康复概率。还给小婧举了一些患有吉兰-巴雷综合征现已康复和好转患者的真实案例,以增强治疗的信心;在为小婧进行治疗和护理时,我尽所能展现出自己最专业的水平,取得其充分信任和合作。

(二)相知

每个患者来自不同的家庭,背后都有一个独特的故事。小婧自身条件好,身材高挑相貌端庄,而且能歌善舞,颇受欢迎,她也曾是个活泼开朗的女孩,突来的病情,饱受折磨的身躯,连正常生活都逐渐失去自理能力的现状,比起生理上的痛苦,她在心理上受到的打击更为沉重,情绪受到了极大的影响,逐渐阴沉起来。小婧又是个自尊心强、感性敏感的女孩子,病情的折磨和心理的压力让她的脾气变得越来越古怪,经常闹情绪,在病房大发雷霆。随着时间的延长,陪护的家人也开始受不了了,日夜陪伴的辛苦,时不时还要被小婧言语冲撞甚至故意挑衅,慢慢身心俱疲……我意识到她的精神状态已经在影响治疗效果了，长此以往，康复就会变得更加困难，我必须帮助她摆脱负面情绪阴影的影响，重新振作起来，以积极的态度面对病情和治疗。而这样的开导或心理疏导必须渗透到日常当中。

（三）相伴

某一天，我像往日一样在为小婧做晨间护理的时候问道："小婧，最近有没有按照我说的多吃有营养的东西啊？"小婧的父亲无奈地指着桌子上的早点说："她这几天总是不想吃饭，说是没胃口。这不，早饭一点儿都没吃，还一直不停地嚷嚷要出院回家。"

看她眼角处还有未风干的泪，我牵着小婧的手，耐心地"哄"她配合治疗："现在回家可怎么办啊，你现在的治疗才刚刚开始，如果现在回家的话，治疗没法正常进行了，那怎么行啊？"

"就是，就是！"他当过兵的父亲接过话，"就像排兵打仗，阵势拉开了，一顿炮也打了，马上要一鼓作气冲锋了，哪能撤退呢？"

小婧微微地动动手，眼泪一直流，面无表情地说道："我还这么年轻，我以后怎么办？我的腿要是不能走路了，不就变成残废了吗？我活着还有什么意思？"

"那就要放弃了吗？"我用坚定的语气问她。见她一愣，我稍微缓和些说道："这个病我们都一起说过了，不是什么治不好的绝症，就是需要时间和配合治疗。现在有全省最好的医生和护士给你治疗，有你的父母陪伴你、照顾你的生活，你只要配合就能恢复，时间长短的事儿！"见她在听了，我换了更加关怀的语气说道："如果放弃，现在就回家的话，你的症状是有可能加重的，各个方面情况可能越来越差。"我又凑近一些，低声说："你刚到风华正茂的年纪，生活中有那么多值得追求的美好事物，你还有很多没有经历呢，就说活着没有意思，再想想你的家人或是爱你的人，万一你真有个三长两短，他们咋办，想过他们的感受吗？你还很年轻，我相信只要你积极配合治疗，你会康复的，你的爸爸妈妈这么关心你，你忍心让他们伤心难过吗？为了他们你也应该振作起来，只有你好，他们才会好，现在医疗技术这么发达，我之前见过比你病情还严重的患者，慢慢配合治疗现在也都康复了，现在你应该振作起来，收拾好自己的心情，去做你应该做的事情，那就是配合治疗，你就能离开医院，回归到你想要的生活。"

"好的，我尽量吃点东西。但是，马姐姐，有时候也不是我不想吃东西，就是喝水、吃饭的时候呛得比之前厉害了，我就有点不想吃了。"我意识到小婧的病情进展了，我安慰小婧说："你别着急，我会帮你想办法的。"我向医生汇报了小婧的情况，医生想让小婧下胃管，但是想到小婧这么年轻又那么爱美，要是让她每天带着胃管，本来好不容易树立起来的自信心又会被浇灭。我极力地说服医生不要给小婧下胃管，可以为小婧做"间歇经口至食管管饲胃肠营养法"。"就是通过口腔将导管放置至食管，流质营养物质通过该导管注入食管内，每次打饭就像我们正常吃一日三餐一样，打完饭后导管就可以拔除了，这样既符合生理规律，还能提供营养支持、利于吞咽功能恢复。最重要的是提高患者舒适度、提高生活质量，而且操作便捷，不会出现呃逆、出血、感染、误吸等并发症。"医生听完我的解释非常同意我的提议，说："现在竟然有这么先进的手段了，真是太适合小婧了。"接下来就是要说服小婧了，没想到小婧听完我的治疗方案很爽快地答应了，我脸上不露声色，心里暗暗窃喜。接下来的日子里，她主动配合治疗了，也慢慢愿意和家里人交流了，对我更是越来越亲近，话语间透漏着尊重和信任。这种被需要、被信任的感觉不就是我每天辛勤工作最好的回报嘛！我越来越体会到，帮助生病的人恢复健康，感受人世间的心痛、不舍、悲伤、幸福、快乐等复杂情感，或许就是护士这份职业的意义所在吧。

小婧的头发很长，在交谈中我知道她很在意她的头发，她为自己拥有一头乌黑亮丽的秀发而感到骄傲。记得那天上班，看到小婧的头发已经好几天都没有洗了，又赶上做完腰椎穿刺术后需要卧床休息暂时不能下床活动，小婧那头秀发失去了光泽，而她又无能为力。看她愁眉苦脸的。我在她输完液后主动对她说："我来帮你洗个头吧！""真的吗？"小婧一听激动了起来，"可是我又不能动，怎么洗呀？""嘿嘿，我有办法。"说完后，我拿着科室的洗头盆，向小婧介绍起如何在床上给她洗头，然后动作轻柔地洗了起来，洗完后轻轻用吹风机吹干小婧的头发，说"看，你那乌黑亮丽的秀发又回来了！"小婧拿着镜子开心极了，对我说"我还一直发愁，我这头发怎么办呢。因为头发我已经好几天开心不起来了，没想到你想的这么周到，真是太感谢你了！"我笑了笑说，"像你这么漂亮的女孩，可不能因为住院，就开始不讲究了。"

一天我正在上夜班，小婧的妈妈跑到了护士站，很焦急地说："马护士，你快帮我看看吧，小婧排不出来大便，憋得可难受了。"我立即到病房，安慰小婧："你别着急，让我先看看你的情况，我有办法能帮你处理的。"我拉上隔帘，慢慢地掀开被子，看到大便已经嵌顿在肛门处了，因为长时间不能下床，又加上三四天没有大便，导致大便干结无法顺利地排出。值班医生评估后建议灌肠，但是小婧红着脸，好像心有顾虑，始终不愿意灌肠。看着她痛苦的表情和家属焦急无助的样子，来不及多想，我从治疗室拿过橡胶手套带上，小心翼翼地开始帮她把排到肛门的干硬粪便一点一点向外掏挖，干硬的粪块出来之后小婧便顺利地排出了大便。"马姐姐，真是不好意思，我都觉得脏，这么麻烦你……"小婧半天憋出一句话来。"就是就是，说真的，我作为妈妈也觉得脏不敢下手，但是，你却二话不说地帮小婧解决了难题，真让我感动，你真的是一位天使啊！"小婧妈妈也跟着说。我说："阿姨别这么说，这是我应该做的，小婧拉不出大便，她难受，您也跟着着急，我看在心里也于心不忍啊，真的想赶快帮小婧解决这个痛苦的问题。再说了，你们来医院不就是把自己的信任全部交给了我们医护人员了吗？所以我们的护理就要做到对得起这份珍贵的信任。""小婧，你现在也能自己经口吃饭了，平时要多吃一些富含粗纤维的食物，比如芹菜、韭菜、红薯、木耳……每天保证足够的水分摄入，做到每天喝 2000 毫升左右的水。因为你现在活动减少了，肠蠕动减慢，如果饮食不注意、喝水量少的话就会便秘。你注意饮食调节一下,如果还是感觉大便干就及时告诉我,可以给你用一些缓泻剂帮助你排便。"

小婧快过生日了,为了让她感受到医护人员的温暖,大家提前买好了生日蛋糕。4 月 27 日早晨,在帮她做完晨间护理后,我们协助她换上崭新的衣服,准备给小婧一个惊喜。"祝你生日快乐,祝你生日快乐……",小婧所在病房传来欢快的生日歌和一片欢声笑语。护士长带领全科护理人员为小婧送上生日祝福和礼物,给小婧唱生日歌,陪她许生日愿望,为小婧度过一个难忘而特殊的生日,小婧被这份意外的惊喜感动了,并沉浸在这份惊喜中,充满了快乐与感恩。当小婧亲手切下生日蛋糕的那一刻,我们和她一样开心、激动,甚至有一种莫名的感动,感觉病房里的空气都飘着甜甜的奶油味。小婧的脸上一直洋溢着灿烂的笑容,看到她的笑容,感觉自己的工作充满成就感。一个拥抱,一句简单的祝福,凝聚了护士长和全科护理人员美好的祝福,祝愿她早日康复,早日回归校园。那天她的脸笑得像春天的花朵。后来她看到护士就主动打招呼,主动唱歌给我们听,就这样,我们分享着彼此的温暖、关怀,一起帮助她战胜病魔。在这个过程中,我打心底里觉得我们在患者那里有多重要,也衷心的觉得,自己的工作很有价值。生日对于每个人来说都有特殊的意义,它代表着对未来的憧憬和希望。为小婧过生日,看似是一件微不足道的小事,但我们希望通过这样的方式让她感受到尊重和关爱,也让她明白这世界上爱她的人有很多,我们愿与她一同战胜病魔。

为了帮助小婧康复,我充分利用科室现有的护理流程和体系,从几个方面入手全面开展工作。首先,从她入院综合评估着手,根据评估结果为小婧制订了个性化用药、心理、饮食、营养、康复、护理指导。其次,进一步建立并定期维护健康管理和随访电子档案,为建立档案和随访提供相应的服务。再次,在住院期间,协助小婧和家属深入了解和参与诊疗,配合开展检查、治疗、护理工作。同时,进行科普宣教,提高小婧和家属的健康素养,及对吉兰-巴雷综合征的认识和重视。最后,为了更好地为患者进行出院后预防保健、用药咨询、康复指导、复诊流程等综合服务,作为神经内科七病区的健康管理师,我充分利用了时下流行的网络社交平台微信建立微信群"医患一家亲微信群",后来小婧也是其中的一员。建立微信群的目的是跟踪并进行随访干预工作,使出院患者在恢复期中也能得到持续的卫生保健服务,从而促进患者的康复,减少因病情恶化出现再住院的需求。我们把患有神经免疫疾病的患者全部拉入群中,不定时地推送疾病保健知识,疾病研究的前沿信息,群内有经验丰富的医生和专业的护士为患者解答各种疑难问题,使患者足不出户就能得到省医名家的"云"诊治,以期促进患者病情康复。另外,我们呼吁患者与患者之间也进行互动和交流,畅所欲言,对其他患者提出问题积极踊跃回答,患者也可提出意见和建议,促进医患、护患和患患间的沟通和交流,从而增加患者归属感,真正体现一家亲。

经过一段时间的治疗,小婧的各项症状有了较大的改善,肢体的运动功能和肌力也逐渐恢复,就在她渐渐把医院当成自己家的时候,主治医生找小婧谈话,她可以出院了。

出院的前一天晚上，我特地抽时间，还准备了鲜花到病房看望小婧。一进病房就看见小婧高兴地跟同房间的病友聊天，她看到我来了，开心得像个小孩子一样，还拉着我的手兴奋地说这说那。后来小婧主动提出要和我合影留念，拍照前还特意整理头发，梳个漂亮的发型，还专门换了套漂亮的衣服。拍照的时候，小婧向我这边微微倾着头，还扣着我的手……看手机照片上的两个人，不仅身体靠在一起，心也挨到一起了。

经过一段时间的治疗小婧已经达到了出院的标准。"小婧，今天你就可以回家慢慢康复了，但是我还是需要再给你唠叨唠叨。首先遵医嘱按时吃药是基本的，有些药会逐渐减量，减的量一定要精确，逐步来。尤其是激素的减量，激素若减量太快或突然停药，原来症状可能会很快出现或加重，所以一定要按医嘱正确服药，避免漏服、自行停服或是随便更改药量。同时，服用激素期间应注意应用保护胃黏膜药物，补充钙质，补钾，定期复查血压、电解质及血糖，最好每个月复诊一次。其次，出院后一定注意合理饮食，补充营养，坚持康复锻炼，定期复查。你身体的抵抗力不是太强，需要注意保暖，预防感冒，防止疲劳和创伤等，特别是感冒可能会促使病情反复。同时，你需要注意适量运动，锻炼身体增强体质，根据自己的情况选择一些有助于恢复健康的家务和运动，如扫地、散步、打太极拳等；曾经暂时瘫痪的肢体要坚持活动和锻炼，进一步恢复运动功能。从现在起要克服依赖心理，生活方面尽量自理，要持之以恒，才能获得良好的效果，相信瘫痪肢体能够继续恢复，最终能正常生活和劳动。吉兰-巴雷综合征如果要完全恢复，过程有可能很长！"我转头对小婧爸爸、妈妈说："家属应理解和关心患者，督促患者坚持运动锻炼。有任何心理情绪波动，都应该及时疏导。"

"我记下了，需要注意的东西还真不少啊！"小婧睁大眼睛说。"就猜到你会嫌多，我已经把出院指导整理成文字了，一会儿微信发给你！"我笑着说。"神经内科七医患一家亲，群里的信息一直在更新，也有对病情的讨论，可以积极参与，有情况及时沟通，也可以私信我。""好的，好的！"小婧不住地点头，小婧妈妈也随声附和。

（四）相守

回顾小婧从发病到治疗的阶段性成功，护理上给予了一系列的干预措施。住院初期，随着疾病有一个发展和加重的过程，并发症逐渐地增多。为了安全度过危险期，在早期就针对性地制订方案，在实施过程中又根据情况进行调整，使用各种护理方法为小婧解决了基本各种问题，为早期恢复奠定了基础。另外，我们除了熟练地掌握护理操作技术外，还掌握有关心理学和社会学的知识，有清醒的头脑和敏锐的观察力，善于洞察患者的病情变化和心理状态，利用已掌握的知识和技术沉着准确地处理患者的各种问题。因此，心理护理始终贯穿在小婧的入院、住院以及出院过程中，我在与小婧的沟通交谈中识别了小婧的负性情绪，并给予针对性地心理疏导及干预。最终使小婧安全度过各期，好转出院，护理团队为她的康复进程感到高兴和欣慰。护理患者是一个事无巨细的工作，其中也会经历诸多挑战,但终究可以克服困难并完成任务,我们做的是平凡的事,却能从中体现自己的价值。

除了例行的出院回访电话,我还利用"医患一家亲"微信群进行更有弹性、更及时的后续护理支持,群里有我们科室的医生和护士,定期有针对性地发送一些神经内科疾病的专科知识和健康宣教。患者及家属在治疗或康复过程中如果遇到疑问和难题,可以随时在群里提问,医护人员也会及时的解答,小婧和她的妈妈也经常参与群里的互动。

二、患者第二次入院

(一)相伴

出院后 1 个月我给小婧打电话回访,小婧说:"我现在休学在家,除了走路比较费力,其他都很好,每天都照常锻炼"。针对小婧的情况,我对小婧说:"小婧,你已经出院 1 个月了,需要复诊做个全面的身体检查了,我给你预留好了床位,明天就可以来医院复诊了"。"好的,马姐姐,我正准备这几天跟你联系预约床位复查呢,没想到你已经都为我安排好了,真是太贴心了。"这次复查还是小婧的妈妈陪她一起来的。小婧又经过 1 个月的康复,情况越来越好,这次来复查明显感觉小婧无论从身体还是心里都像变了一个人,变得活泼、开朗多了,但是小婧的妈妈却苍老了许多。出于职业的敏感,我问阿姨,"您最近身体有什么不舒服吗? 是不是照顾小婧太累了?"阿姨说"没事,今天来复查,路远起床早,太赶了。"小婧赶忙说:"马姐姐,我妈最近总是头晕,我说让她检查检查,但她总说没事、没事,可能没休息好,过几天就好了。正好趁着我来复查给我妈也找个医生看看吧!""阿姨,有很多原因都会引起头晕的,您可不能忽视啊! 这就是身体报警给您的信号,您如果不重视等到严重了治疗起来就麻烦了。"阿姨听我这么一说,生怕自己倒下了不能照顾小婧,就同意了住院检查。护士长和主任还特意给小婧和妈妈安排在了同一间病房,方便她俩互相照顾。检查做完后,主任诊断阿姨是"短暂性脑缺血发作"。短暂性脑缺血主要侵害颈内动脉系统和椎-基底动脉系统。如果是颈内动脉系统出现问题,就会表现为一侧的肢体无力,嘴歪眼斜,严重者伴有尿失禁等;椎-基底动脉系统发生问题时,就会出现短暂性视力模糊、意识丧失、听力改变、眩晕、发音不准等。部分患者反复发作、未产生后遗症,则认为是"小毛病"不予重视。如未经适当治疗,而任其自然发展,约 1/3 的患者在数年内发生完全性卒中;约有 1/3 经历长期的反复发作而损害脑部的功能。因此短暂性脑缺血发作为脑卒中的一种先兆和警报,在防治脑血管病工作中,是一个关键性的重要环节,应知晓此病的危害性,及时治疗,争取早日康复! "阿姨,虽然您通过这次检查发现得及时,没有太大的问题,但是也要引起注意了。"

而小婧这次复查一切指标都很正常,只需要按时服药,继续康复,定期复查就可以了。出院的时候特意交代了阿姨一些注意事项。饮食上,应该选择低盐、低脂、高蛋白、高维生素的饮食,如多食谷类、鱼类、新鲜蔬菜、水果、豆类、坚果。少食辛辣食品,限制钠盐、动物油的摄入及辛辣油炸食品,避免暴饮暴食,注意粗细搭配,荤素搭配,戒烟戒酒。身体方面有任何症状,如头晕发作时需要绝对卧床休息,注意避免颈部活动过多,枕头不宜过高,仰头或头部转动时应缓慢、动作轻柔,防止因颈部活动过度或过急导致急性发作而跌倒,如厕沐浴以及外出活动应该有家人陪伴。日常生活要有规律,坚持经常运动,每日坚持行走和慢跑或打太极拳等,因为运动可以使脑血流量增加,改善脑的缺氧状态,同时劳逸结合,避免过度劳累。长期精神紧张、焦虑不利于控制血压和改善脑部的血液供应,要积极调整心态、稳定情绪,改变不健康的生活方式。遵医嘱用药,切勿自行停药或减药。服用抗凝、抗血小板治疗时,注意观察皮肤、黏膜有无出血症状,定期复查。如出现肢体麻木无力、头晕加重、头痛、突然跌倒时应引起高度重视,及时就医。

(二)相守

因为疫情的影响,来医院复查很不方便,我和小婧、阿姨一直依靠微信和电话联系。复查的时间一拖再拖,过完年,小婧跟我联系说:"马姐姐,现在床位紧张吗? 我该复查了"。"没问题,明天就可以。"挂电话时小婧笑得很诡异。按照约好的时间,小婧来复查了,这次陪小婧来复查的不是小婧的妈妈,是个大帅哥。原来小婧恋爱了,还一直瞒着我,要给我一个惊喜! 这次趁着复查的机会带着男朋友和特意准备好的锦旗、鲜花,来感谢我们神经内科七病区的全体医护人员。大家看着小婧能恢复得这么好,都由衷地为她高兴。小婧说,她现在和妈妈相互监督,自己越来越好,妈妈也放心了。

"马护士,你今天又上班啊!""马护士,这两天怎么没看到你呀? 是不是休息啦?"每天都踏着这样的问候,开始一天的工作,我总是跟患者笑笑,跟他们打声招呼。"叔叔,昨天睡觉还可以吧!""阿姨,你锻炼做的怎么样啦?"转眼之间,不知不觉到医院工作20年了,我从一个不熟悉业务,刚刚步入临床工作岗位的新护士,慢慢地磨练成一名专业且自信的主管护师,医院见证了我的成长,也铸就了我的成长。20年的护理工作经历让我认识到护士是个既普通而又极不平凡的职业。说它普通,是因为日复一日,年复一年地处理医嘱,护理患者,做着最一线、最具体的工作,没有惊天动地的丰功伟绩。说不平凡,是因为我们面对和护理的是患者,关系到生命,牵涉家庭,影响社会,我们必须有无限大的责任心和吃苦耐劳的精神,在工作中不断挑战自己,通过不断学习来锤炼,更加精湛娴熟的技能,时刻保持亲切和蔼的态度;我们的繁忙辛劳,我们的救死扶伤体现出伟大,我们的护理照料体现出奉献。

5年前,通过学习和努力,我成功地拿到健康管理师资质,开启了工作中的新篇章。除了科室日常工作外,我还担任患者疾病的监测、分析、评估以及健康维护和健康促进工作,是营养师、心理咨询师、体检医生、预防医学医生、健康教育专家、康复学、医学信息管理人员的综合体。健康管理师这一身份让我感受颇深,从最基本的理论到复杂的实践,缺一不可,是指路的明灯,指引我前行,教会了我什么才是真正的健康。虽然我已经有了十几年的临床工作经验,但想要更好地担负健康管理师的责任,我还有好多东西需要学习,我会抓住每一次学习的机会,努力补充和拓展各种知识,使自己成更加优秀的健康管理师,继续在普通的岗位上做出贡献!

有人问我如果再给我一次选择,是否还会选择护理专业。我想的是,作为一名护士或许有很多抱怨,觉得自己很累,可是每当回到生活工作之中,依然会把自己手里的工作做好。在帮助患者时,同样也很快乐,因为自己的护理为患者减少了痛苦。很多人也有这样的体会,当患者康复出院时,他笑着告诉你,我出院了,那时由衷地为他感到快乐;当患者来复诊,遇到你时的第一句话是:小姑娘,你还记得我吗?那一刻会觉得有一个人因为你的帮助而时时刻刻把你记在心中是多么快乐而又值得骄傲的事情。所以对于很多护士来说,刚开始时感到很累,每天爬不起来,但是现在不会了,这不仅仅是为了生活,更是为了梦想,不仅仅是一份工作,更是一种使命。当初的我因为热爱而选择护理专业,现在的我依旧对护理专业充满热情,这一生中,最大的梦想,就是做一辈子的护士;而不知不觉中,我已经做了 20 年;现在,我想说,下辈子我依然要做白衣天使。

现在的我也不再怀疑自己是否适合做护士,也不再感叹前路在何方。我会运用我的专科知识,告知每一位患者治疗时的注意事项,药物应该怎么吃;我鼓励他们坚持下去,定时复查。当他们的脸上露出久违的笑容的时候,当他们亲切地向我打招呼的时候,当他们诚恳地跟我说谢谢的时候,我觉得这就是护士的价值,白衣天使的诠释。健康管理师使我坚守在护士这一平凡的岗位上,继续着我不平凡的工作。不为别的,只为心中那已经点亮了 20 年的南丁格尔明灯;只为患者那信任的目光和重获健康的希望;只为不愧对这一身无暇白衣和头顶的圣洁燕尾帽。

案例 14 抗"痫"路上 与您"酮"行

一、初识

2020年9月4号,张华(化名),男,22岁,因为严重的肺部感染以及癫痫持续发作,病情非常危急,从老家的县医院转诊到了河南省人民医院的神经内科ICU,在神经ICU治疗6天后,张华的肺部感染得到了控制,但癫痫发作还是十分频繁,平均5~6分钟发作一次。

根据疾病治疗的需要,张华从神经内科ICU转到了癫痫亚专科病区,也就是我所在的病区进行治疗。虽然从重症病区转入到了普通病房,但张华的病情还是很危重,丝毫容不得大意。因频繁抽搐,张华使用着镇静药物,一直是一个睡着的状态,无法正常交流,就连吃饭解小便也依靠着胃管、尿管。他的父母亲满脸愁容和倦意,看到如此状态的孩子,他们不知道如何下手,不会也不敢动孩子,只能默默地流泪。看着这么年轻的小伙子受到疾病的折磨,我也是十分心疼,对孩子的父母目前的状态我也是十分的理解,我能做到的就是护理好这个孩子,教会他的父母妥善面对疾病并教会他们正确的护理方法。

二、相知

通过和张华的父母沟通,我们才知道张华出生8个月时就被诊断为"癫痫"了。据张华妈妈说孩子那么小就得了癫痫,做父母的简直心急如焚,带着孩子辗转多个地方看病,去过大城市,比如北京、上海,也去过小诊所,治疗癫痫的药物吃了又吃,看病的费用也让整个家庭不堪重负,没有办法,夫妻俩只能外出挣钱,把孩子交给爷爷奶奶抚养。慢慢的张华也长成一个大小伙子了,经过药物治疗,控制得还可以,但是整个人看上去傻乎乎的,智商也仅仅相当于4岁孩子大小。说到这里,张华的妈妈慢慢控制不住自己的情绪,哭了起来。我赶快去安抚,告诉她,我很理解她的感受,我会陪着她,一起面对、解决当下问题。她情绪稍微平复了一下说:张华还有两个姐姐,他是家里唯一的男孩儿,又因为从小生病,爷爷奶奶对他很是溺爱;几天前,因为孩子强烈拒绝吃药,爷爷就擅自给孩子停药了,停药5天后,孩子抽得很频繁,住进了ICU;现在孩子满身管子地从ICU出来,他们满是心疼,但又不知道如何下手。通过跟张华妈妈的交谈,我对孩子的发病过程有了一个基本的了解,也知道了孩子爸妈的需求。我对张华妈妈说:"你先不要着急,我来慢慢地教你,咱们一定能把张华护理好。"

三、相伴

通过跟张华父母的交谈,我发现他们的焦虑、恐惧主要来源于对癫痫这个疾病的认识不够,他们还觉得张华是撞见了什么不好的东西,所以一直抽搐。我决定针对癫痫这种疾病跟他们开一次小小的座谈会。对张华爸妈进行讲解,癫痫只是一种非常常见的脑部疾病,是由很多种原因导致的脑部神经元高度同步化异常放电的临床综合征。我还向他们讲解了癫痫的流行病学,想让他们知道,得了癫痫并不是什么见不得人的事。我国目前约有900万以上的癫痫患者,同时每年新发癫痫患者65万~70万,我国的难治性癫痫患者至少在200万以上。这样的一个庞大的队伍里都是跟张华一样在同癫痫作斗争的"战友",张华不是在孤军奋战!

接下来,张华父母问了我他们非常关心的问题,癫痫的治疗方法有哪些?我跟他们讲,癫痫的治疗方法有很多,张华是有很多选择的。目前,癫痫治疗以药物治疗为主,60%~70%的患者通过正规的抗癫痫药物治疗是能够有效地控制发作,或者可以最大限度地减少发作次数,但是呢,抗癫痫药物治疗的病程长,需要长期坚持,需要医患的共同合作才能打胜这场仗。也有一部分属于难治性癫痫患者,就是吃3种或者3种以上的药物还是不能控制癫痫的发作,这时候可以尝试采取手术治疗,就是把放电的部位手术损毁,或者进行神经调控,就是在神经上放一个刺激器来控制癫痫的发作。还有一个治疗方法,就是生酮饮食,简单地说就是靠调整饮食来控制癫痫发作的治疗方法。我告诉张华父母,这么多的治疗方法一定有一种适合张华的,对我们的癫痫团队、对张华一定要有信心!

从神经内科ICU转出来以后,张华需要做视频脑电监测,这个检查主要是观察张华大脑异常放电的情况,这需要张华的爸妈在张华癫痫发作的时候学会使用打标器,还有就是手机这些电子设备尽量远离孩子,在孩子床边的时候不能遮挡摄像头。对于张华现在存在的其他问题,我跟张华的爸爸妈妈都进行了解释说明。首先,是他的意识问题,目前张华还是抽搐得比较频繁,脑电也显示着大量异常放电,所以还得用咪达唑仑注射液等具有镇静作用的抗癫痫药物,一个是降低患者的颅内压,还有一个是减少大脑异常放电对大脑的损伤,所以孩子现在还是处于一个看上去睡着的状态,孩子发作控制好后,会将镇静药物慢慢减量最后停用,孩子也会慢慢清醒过来,在他还是药物镇静状态时,我们要时刻观察他的呼吸,防止呼吸抑制,所以如果发现孩子有任何呼吸方面的异常要及时通知医生护士,护士也会随时来巡视,我也对心电监护仪上每个数字代表的什么意思跟张华爸妈一一做了讲解;其次,对于孩子十分重要的抗癫痫药物问题,我又对张华爸妈强调了它的重要性,除了静脉用药,还有孩子口服的抗癫痫药物,在住院期间我们都会按时按量通过胃管给孩子喂，即使胃管拔了，我们也会看服到口，不会让孩子漏服一次，即使孩子回家后也一顿不能漏；再次，对于癫痫发作的记录，我给了张华爸妈一张癫痫发作记录表，教会他们怎么记录，比如几点发作的，持续多长时间，具体表现；最后，对于孩子近一段时间因为卧床可能会引发的问题及应对措施，做了进一步的宣教。卧床患者可能会引发肺部感染、压疮、泌尿系统感染、双下肢深静脉血栓等并发症，所以我们要在积极配合医生进行治疗的同时也要做好并发症的预防，尤其是张华确实目前是存在肺部感染的，我们更要好好护理，以防病情加重。在病床边，告诉他们为什么给张华用电动气垫床，教会他们如何给孩子翻身、叩背。对于深静脉血栓的预防，我们给张华的双下肢应用了气压泵治疗，做被动的踝泵运动。还有泌尿系统感染的预防，我让张华的爸妈准备了一个小本子，记上喂水的时间、量，还有每次的尿量，让他们两个做好交接班，观察每天尿液的颜色是否正常，保证张华的饮水量是足够的。除了这些并发症的预防护理，还有张华身上带的管子，鼻子里留的胃管主要是给他喂饭、喂药、喂水的，我们已经让营养科进行了评估，由营养科给他制定了营养餐，以保证营养需求，医护人员会为他喂水、喂药、喂饭，他们要做的就是把胃管看好别脱落，别打折。对于尿管也是，最重要的是不要脱落，搬动的时候把这些管道看好，如果张华出现躁动的情况时，及时跟护士说，对其采取保护性约束，防止脱管。把这些讲完之后，张华的爸妈也从刚到病房的一脸茫然和无助，到现在有了些许从容。接下来的时间，他们或许还有各种各样的问题，但是我相信我们都会一一解决，他的爸妈也会把他照顾得很好。

入住我们科室的第 2 天，医生给张华进行了腰椎穿刺术，化验脑脊液，排查有无脑炎，所幸张华的脑脊液结果都显示正常。我们又监测了丙戊酸钠、卡马西平等抗癫痫药物的血药浓度，及时进行了抗癫痫药物的调整。因为张华还是一个镇静的状态，心电监护仪、氧气这些还在用着，我们密切观察者张华的意识、生命体征，尤其是他的呼吸，我也一直跟张华的爸妈说着张华的病情，告诉他们张华确实病得比较重，要是发现有不对劲的地方，一定要及时呼叫护士。

四、相守

经过 5 天的治疗，张华抽搐次数减少，镇静药物的用量也减少了，张华的意识逐渐恢复，再次复查脑电图显示脑部放电较前也减少了很多，大家都很欣慰，但在此期间张华又出现了间断的烦躁。我们建议给张华的双手绑上约束带，但是张华的爸妈非常抵触，怎么也不愿意，说孩子受的罪太多了，再给孩子的手拴上，太残忍。我慢慢跟张华妈妈解释。我说："张华妈妈，你看孩子正在慢慢好转，胃管、尿管这些会很快拔除的，但是在这期间，孩子怎么吃饭，怎么解决小便的问题，都得靠这些管路，包括输液也是用的留置针，张华正值二十几岁的壮年，力气非常大，一旦躁动起来别说你了，就是你和张华爸爸一起都难以按住他，而且他躁动的情况下不仅可能会拔除掉这些管道，影响他的恢复，还有可能会让他从床上掉下来摔伤,还可能会伤害别人,我们临床上也经常有这样的例子,管道拔除以后还需要重新再置管,孩子再受苦,延误治疗。虽然我们都心疼孩子,但是孰轻孰重还是要分辨清楚,心疼孩子得讲方法,而且我们现在用的约束带也不会勒住孩子的手,都是比较宽大的约束带,里面也有衬垫,其实我们医务人员和家属的目的是一致的,都是想让孩子少受苦,尽快恢复。"听到我说的这些,张华妈妈也表示接受并配合我们的工作,同时让张华的妈妈与张华爸爸沟通,最后他们都接受,我们对张华进行了保护性约束,定时去查看张华的约束情况,约束部位皮肤情况。又过了两天,张华可以回答简单的问题了,经过评估,张华尿管拔除,能自己解小便了,张华妈妈说少了一个尿管,他们心里就感觉轻松了很多。张华抽搐的次数明显减少,咳嗽、咳痰较前好转,镇静药物也给张华停了,张华爸妈有了很大的信心。

又经过两天的治疗,张华完全清醒了,跟他也能正常交流了,经过专业的吞咽障碍评估,张华的吞咽功能没有任何问题,可以经口进食,于是我们就遵医嘱给张华拔除了胃管,只剩一个输液的留置针。张华也能慢慢行走,跟正常人看着没什么两样了。大家都松了一口气。

张华脱离了生命危险,又回到了以前的状态,摆在他面前的依旧是癫痫发作的问题。我通过多次的观察发现面对孩子的抽搐,张华的父母每次都束手无策,不是按压他的肢体,就是掐他的人中、拍打呼喊他,其实这些方法根本就无济于事。我作为健康管理师,在这方面有着丰富的经验,我把张华的爸爸妈妈以及病区的其他癫痫患者、家属集中起来,运用幻灯片的形式给他们认真讲解了关于癫痫的相关知识。其间最重要的是教会他们遇到癫痫发作时,怎样做更科学,怎样运用最恰当的方法来保证癫痫患者的安全。

第一,教会家属怎么识别癫痫发作。如果患者突然没有意识、四肢抽搐、双眼上翻发呆、咂嘴,或者无意识的随意运动,一侧肢体抽搐或凝视、精神行为异常等就有可能是癫痫发作了。

第二,教会家属在癫痫发作时如何保证患者的安全。首先家属要保持镇静,因为癫痫发作是大脑神经元的异常放电,放电停止了,发作也就停止了,这时候千万不要掐人中、强行喂水等,这些行为不仅无法终止抽搐还有可能带来额外的伤害。特别要说的是在癫痫急救指南中也并没有掐人中这个方法,强行撬开癫痫发作患者的口腔,塞毛巾、塞筷子、塞任何东西,筷子、牙刷等硬物可能严重伤害口腔造成出血,血凝块堵塞呼吸道,严重的还会导致患者窒息、死亡,此外,塞手帕、手套、袜子等软物会阻塞患者的呼吸道加重患者缺氧,会延长患者发作的时间。其次,癫痫发作时强行按住患者抽搐的肢体可能会造成患者软组织损伤、关节脱臼、骨折等二次损伤。大多数患者 1～2 分钟就会自行缓解,所以我们不用过分紧张。我们要做的是防止患者受伤,如果患者正在活动的时候癫痫发作了,我们就要迅速上前扶住患者让他缓慢躺下,移开周围的眼镜、钥匙、刀具这些危险物品,保证患者呼吸通畅,解开过紧的领口、皮带。如果没有呼吸停止,不必做人工呼吸和胸外心脏按压,将他翻转至侧卧位或将头偏一侧,清理呕吐物避免口腔分泌物吸入到肺内,陪伴他,呼唤周围人过来帮忙,醒来后患者旁边有人对他来说是极大的安慰。

第三,出现以下几种情况需要拨打120。①发作时间超过5分钟;②一天出现数次发作并且间隔时间很短;③出现呼吸困难或有窒息风险;④癫痫发作期间导致外伤。

通过对癫痫患者及家属的宣教,他们觉得受益匪浅,很多人都跟我说,原来一些土方法都不科学,这次真是长了见识,知道怎么应对癫痫发作的问题了。

张华是由于停用抗癫痫药物造成了非常危险的情况,也就是我们通常说的癫痫持续状态,癫痫频繁地发作或者抽搐不停,他这种情况这也是我们最不愿意看到的,所以我就反复地跟张华爸妈强调抗癫痫药物的重要性,千万不能漏服或者停药。对于这次停用药物给张华带来的伤害,张华的爷爷也是非常自责,因为疫情的原因,爷爷不能到病房照顾孩子,每天都要打电话询问孩子的情况,一打电话就哭,表示以后再也不会自作主张给孩子停药了。其实张华的这种情况在我们临床中也不乏少数,这也侧面暴露了我们宣教力度不够的问题,导致患者和家属的重视程度不够。针对这一问题,我积极地组织病区癫痫患者和家属对他们宣教。癫痫是个慢性疾病,就像高血压病、糖尿病一样需要坚持长期、规律服药,使体内的药物浓度达到稳定的状态,才能发挥作用。大部分癫痫患者需要长期服药,甚至需要做好一辈子与抗癫痫药物相处的思想准备。千万不能私自停药、漏服药物,一定要经过专业医生综合评估后做出决定。

通过我们和家属的共同努力,张华的病情逐渐得到控制,没有之前的大发作,偶尔有小发作,持续几秒能自行缓解,孩子的爸爸妈妈紧张的神情和倦意也轻松不少,对孩子的治疗更有信心了,也非常信赖我们的团队,我们也感到非常有成就感,家属的信赖也是我们工作的动力!

张华接下来面临的是如何对癫痫这种疾病进行管理的问题,在这方面我跟张华爸妈讲了一下癫痫日记,如何记录及记录癫痫日志的重要性。癫痫日记就像我们平时记日记。

第一,要完整记录每一次的癫痫发作,包括发作前有没有预兆、发作时候的表现,比如头部处于什么位置、眼睛有无偏斜、四肢处于什么位置、口唇有没有发绀等,持续多长时间,如果有意识不清,要记录什么时候转清醒的,以及发作后有没有什么不适等,记录发作开始的时间、持续了多久,发作时候的状态:是睡眠中还是清醒的时候。

第二,有没有诱发因素,比如最近有没有发热、熬夜、暴饮暴食,有没有情绪不稳,有没有长时间看电子产品,如手机、电视、电脑等。

第三,记清楚所用抗癫痫药物的名称和剂量,有没有漏服药物,有没有出现头晕、皮疹、困倦这些症状,有没有其他疾病,有没有合用其他药物。

第四,如果患者是儿童、青少年,还要记录癫痫患者的生长发育、学习、日常活动情况和睡眠情况等。

第五,用手机将发作的整个过程拍摄下来,主要拍摄患者发作中的各种肢体动作变化、面部表情等,拍摄的时候去掉患者身上的遮盖物,尽量保持画面清晰、稳定,保证画面完整,能呈现出发作的整个状态,这样在下一次找医生复诊时就可以很清晰地展示给医生。

癫痫日记和医生记录的病历一样重要,日常妥善保管,医生可以将其作为重要的治疗参考,从而判断是否需要调整治疗策略。

五、开启生酮饮食治疗

科室治疗的第10天,我们给张华复查了视频脑电图,结果提示:异常青少年脑电图,监测期间可见数十次癫痫事件发生,主要表现双眼向右上方凝视,右上肢强直,持续5~10秒缓解,同期可见脑电图广泛棘波节律。虽然张华的抽搐次数和每次发作时间都比以前有所好转,但是仍然没有达到我们和家属的预期效果。主管医生组织多学科进行会诊,提出对于这种难治性癫痫可以尝试采取生酮饮食治疗。通俗地说,换个吃法也能治疗癫痫。家属对这种治疗方案非常疑惑,感觉吃药都不好控制住发作,生酮饮食就能控制住?针对家属的疑问,我及时向家属讲解关于生酮饮食的相关内容。

我首先给他们讲了什么是生酮饮食。生酮饮食就是一种脂肪摄入比例高、蛋白质摄入比例中等、碳水化合物摄入比例极低的饮食方法。像我们普通人的日常饮食,是碳水化合物比例高,蛋白质适量,脂肪比例低,生酮饮食就是把这三类食物的比例进行一下调整,通过这种特殊的饮食调整,使进入体内的脂肪分解代谢产生酮体。酮体既能够提供能量,同时又能够抑制癫痫的放电,进而达到控制癫痫发作。

我接着给他们讲了生酮饮食的历史,告诉他们,生酮饮食并不是一个新开发出来的治疗方法,而是有很久的历史渊源的。最早出现于20世纪20年代,近年来有科研人员对生酮饮食进行了相关研究,结果发现接受生酮饮食的儿童在半年后,有60%的患儿发作减少超过50%,有30%的发作减少超过90%,基于多个研究证实,生酮饮食已经被各国列为难治性癫痫的辅助调理方法。除此以外,目前生酮饮食可以用于孤独症、肿瘤、脑瘫、智力低下、行为异常、脊髓损伤患者的治疗。像张华的这种难治性癫痫,生酮饮食会起到很好的控制作用。

张华妈妈问我,生酮饮食期间,可以吃哪些食物,只能吃那些油乎乎的肥肉吗?目前的生酮饮食可以做到饮食多样化,日常的鸡鱼肉蛋都可以吃,家长还可以根据配方自己制作一些特殊的美食,比如低碳水化合物的蛋糕、披萨、煎饼、饺子、汉堡等。根据经验,这些食物大多数孩子都是可以接受的,而且有生酮公司研究制作出来的生酮零食、生酮罐头、生酮面条等,孩子不会觉得非常煎熬的。同时,我以本病区20位类似患者举例,给他们详细介绍开展生酮饮食的治疗过程、效果等情况。他们看到生酮饮食治疗后患者的发作频次和发作程度都得到明显的改善,情绪和智力也有所提升,让他们对生酮饮食有了深刻的感受。

同意尝试这种治疗方案,接下来我们对张华进行了全面的评估,排除了张华有生酮饮食禁忌证，为张华启动了生酮饮食治疗方案。

张华爸妈表示只要孩子能往好的方向发展，有一点希望都会去尝试，所以他们欣然接受了生酮饮食的治疗方案，而他们向张华的爷爷征求意见时却遇到了阻碍。老人家把小孙子一点一点带大非常不容易，对孩子更是万分的疼爱，想想以后张华不能吃自己喜欢的零食，不能跟他们一起赴席，不能吃很多常规的面条、米饭，一下子不能接受。但是经过我们一再的解释沟通以及张华爸妈的劝导，再看看孙子一次次的抽搐，终于张华爷爷也放下了他的执念，同意配合治疗。

我们制定了细致的饮食方案，2020年9月17日16点开始张华只能喝水不能吃东西，9月18日早上7点，张华开始了他的第一餐生酮餐，是一盒250毫升的生酮牛奶，经过15小时的禁食，张华一口气就喝完了这盒生酮牛奶。生酮牛奶与普通牛奶虽然盒子大同小异，但是内容还是有很大的区别。从营养成分表看，生酮牛奶的脂肪含量更高，碳水化合物含量更低，这种饮食结构的调整，使人体的能量来源有了变化，也就使得人体的供能方式有了很大改变。大脑由葡萄糖供给能量转化成由脂肪分解的中间产物酮体供能，通过改变大脑内神经传递的物质等多种途径产生了抗癫痫作用。

生酮饮食前3天，我们给张华的饮食总热量是递增的，热量从第1天的600千卡，到第2天的1200千卡，第3天的1800千卡。饮食种类也从生酮牛奶加生酮饼干到生酮罐头加生酮大米。食材不断丰富，张华的胃口也不错，每顿饭都能按计划吃完。张华的身体内慢慢产生了酮体，生酮饮食治疗癫痫的初步启动阶段顺利开启。

生酮饮食1周后，张华的睡眠质量发生了改变，原来一直处于半睡半醒的状态，每天迷迷糊糊的，现在有了睡眠节律，夜里睡得很踏实，白天也很有精神；每天的发作次数减少了一半。

张华的状态见好，发作逐渐减少，9月28日，经过医生的充分评估，张华终于可以出院了。我给张华爸妈打印了一张出院指导单，反复地告诉他们出院后的注意事项。一定规律服药，生酮饮食治疗的过程中，也不能自行调整药物剂量或者停药，注意有无出现皮疹等一些药物的不良反应，出院后要根据医生的要求定期来医院复查，避免喝酒、喝咖啡还有碳酸饮料。日常活动不需要对张华有过多的限制，但应避免运动强度过大和在发作时可能引起危险的活动，如爬山、游泳等，不要长时间玩电子游戏。如果张华再出现癫痫发作，尽量保护好张华的安全，避免跌倒和舌咬伤。在张华的发作没有完全控制时应有家长陪着他。

从医院到家庭，张华的饮食也从全生酮食品过渡到家庭版自制配餐，我们还是有些担心，不过幸好张华有个细心能干的爸爸，按照护士给张华制定的配餐明细，精心细致地为张华做着每一顿饭，张华的胃口并没有因为吃生酮餐而变得不好，而且番茄炒鸡蛋、芹菜炒牛肉、蟹味菇煮丸子等家庭版生酮餐比单调的生酮罐头、生酮牛奶的口味要好得多。

张华的发作次数减少了很多，但有一个问题困扰他好久，他爸妈也不好意思说，那就是便秘。张华大便干结,排便困难,每次都得坐在马桶上,至少半个小时也不一定能解下来。我仔细询问了张华每天喝了多少水,询问了张华生酮餐用的食材以后,建议增加了每顿一碗大概 300 毫升的蔬菜汤,每天通过营养补充剂额外补充 10 克膳食纤维,张华便秘的问题也慢慢解决了。

六、出院随访及复查

张华出院后,张华的爸妈总觉得不好意思,不想打扰我们工作,一般不主动联系我。我作为健康管理师,平时的工作忙碌,只能通过定期的随访,细致的追问,发现存疑问题,及时给予解答帮助。比如张华想吃饺子等一些相对来说复杂的食物该怎么去做? 这些问题,我们通过每周的随访,给予张华爸妈指导。

张华出院 1 个月后,发作进一步减少,11 月 3 号,张华再次来到我们科室,但是这次来不是因为病情加重了,而是来复查了。我们再次见到张华和他爸爸时,张华爸爸已经一扫上一次脸上的阴霾,满脸微笑,张华也神清气爽,开心地跟我们每个人打招呼。

2 天后张华的脑电报告出来了,没有见到异常放电,实验室指标也基本正常。

生酮 3 个月后随访时,张华的妈妈非常开心,张华没有再发作,他们也在给孩子配餐方面越来越熟练,能够很好地做好配餐,生酮饺子、生酮菜肴都做得很拿手,张华吃得开心,精神饱满,也没有再出现便秘等一些不良反应。张华经常跟妈妈早上一起散步,还哼着歌儿,一家人开开心心,不再为病痛烦恼。张华妈妈再也没有带孩子出门时的尴尬。总是忍不住夸赞,生酮饮食真神奇啊! 是啊,生酮饮食对患有癫痫的患者就是一种魔法饮食,让难治性癫痫患者看到了新的希望。

生酮饮食 6 个月我们对张华随访时,张华依旧没有发作,我们给张华调整了饮食比例,调整比例后,每餐摄入的蔬菜总量更多,张华吃的饭菜更加丰富了。

生酮饮食 11 个月的时候,我又问了张华的情况,在这期间,张华一次都没有发作,身体各项营养指标也正常,这个时候我们又给张华调整了饮食,饮食不用再严格地称量,也不用再限制主食的摄入,蔬菜可以大量食用,张华还可以去餐厅吃饭,像牛排、自助餐都可以满足。张华的生活基本恢复至正常。张华目前可以生活自理,学会一些简单的知识,会写自己名字,可以做一些简单的手工。张华的生活得到改善,家庭生活质量也得到了提升。

药物难治性癫痫患者约有 20% 可以通过生酮饮食完全控制,70% 的患者发作能够减少一半以上,几乎所有采用生酮饮食治疗的患者,都有了行为、认知功能的改善。张华成为那幸运的 20%(完全控制者)。

生酮饮食是药物难治性癫痫有效的治疗方法之一,须在医学监督下进行,是难治性癫痫患者的新希望。

抗痫路上,与您酮行!

案例 15　不幸之幸

一、初次相见

身在医院,目睹过许多悲伤,也见证过有人将不幸改写。每天,医院都会有新面孔,这已经不是新闻,我只是心里想:"为什么人要生病呢?"习惯了这样一个来来去去的环境,对新来的患者也就见怪不怪了。记得第一次见到小欢时,她脑出血术后,刚从 ICU 转出,全身带满了管子,不能经口进食,呼吸靠脖子上的气管切开套管,小便依靠尿管,无法靠语言与大家交流。好在右侧肢体还能活动,靠写字板与大家沟通,她给我的感觉是一个非常文静的女孩,但她的父母却和我们说很担心她的情绪,因为生病后小欢变得很难沟通。不愿和家人交流,大部分时间都在床上发呆,不想与人接触,常常封闭自己,而且很容易因为小事而发脾气。我们很理解小欢的心情,本是繁花盛开,欣欣向荣的年纪,却意外颠覆了人生。她原本有一个好的未来,在读研究生,马上就要就要毕业了,平日比较要强,最近要完成毕业论文,连续几天奋战到深夜,结果就诱发了脑出血。在 ICU 住了 20 多天,刚开始时男朋友还时不时来看望她,到后来,男朋友再未出现过,到现在一切归零。同时她还是家里的希望,生在农村家庭,父母为了让她读书,付出了很多,这次住院也是爸爸妈妈陪伴在左右,父母看上去很憔悴,双眼通红,满脸疲惫,毫无生气。

二、打开心扉

看着眼前的这个花季女孩,好想看到她的笑容,好想听到她说话的声音,但这个夙愿在此刻显然是一种奢望。随后的几天时间里,我每天都会去病房看望她,或许是带着一种对花季少女关怀备至的初衷。我和她交流的内容大抵都是大学生活、研究生课程和以后美好生活憧憬。其实完全是我一个人在说,她与我基本没有眼神的交汇,连基本的点头摇头都不曾回应我,连着几天都是如此,我也在与她说话的过程中感受到了前所未有的压力感和挫败感。我只能尝试着与患者家属进行交流,交流的内容是患者的性格特点、爱好习惯、以往和家人一起度过的快乐时光。小欢听到我们对话内容时偶尔会眼中噙泪。或许这样间接的方式也不失为一种好方法,我还尝试着找网络上一些战胜病魔的案例和病房现实中发生的成功案例鼓励她,我不知道自己所做的这些有没有在某种意义上带给她些许慰藉或者是帮助。后来征得管床医生同意，隔壁给她调了一个性格开朗、积极配合治疗的病友，这个病友其实很悲惨，刚结婚不久，怀孕 5 个月突然出现脑出血，一侧肢体偏瘫，语言功能受损，从生病到现在一直是父母和哥哥在这轮换陪伴她，老公和婆家人从未出现过，医疗费也是女方父母拿的，现在孩子也保不住了，病情稳定后还要做引产手术，但是这个女患者非常坚强、乐观，每天都很努力地做康复训练，从未见过她流泪闹情绪，每次做治疗她都会报以微笑，含糊不清地说谢谢。当然，这个女患者恢复得也很快很好。大家把她们调在一起，主要是想用真实案例激励她，同事们也对小欢非常关注，可能是出于同为年轻人的同情，也可能是替她惋惜，有事没事总喜欢看看她，在她病床多驻足一会。

住院大概是第 15 天时我又像往常一样，拉着她的手问她将来好了想找一份什么样的工作，想要过什么样的生活，她竟然看向我，动了动嘴唇，那一刻我好像感受到了前所未有的满足感，这么久的努力终于换来了一次她的注视和回应。这一天好像是一个时间节点，于我于她都是，随后的几天时间里她回应我的次数越来越多，与父母的交流也渐渐增多。女孩在这长达十几天的住院治疗，我想药物治疗是其疾病康复的重要因素，但我的努力或许也为其增添了不少助力。

随后的日子里，小欢的笑容越来越多，也越来越甜，积极配合药物治疗和康复训练。由于咳嗽能力差，长期卧床，肺部痰液比较多，常常难以自行咳出，需要人工吸痰治疗。每次吸痰时的刺激都会让小欢满脸通红，剧烈咳嗽，满脸泪水，但尽管如此，小欢也从未拒绝过。后来据小欢讲述，所有的治疗中，她最怕吸痰，有时想过抗拒，但是看到大家期盼的眼神，她就默默忍受了，不是她有多么坚强，她不想辜负父母，不想辜负我们，不想辜负每一个关心她的人，最主要的是她看到了希望。甚至在大家的鼓励下，专门买了面小镜子，慢慢变得越来越爱美了，由于手术时头发剃掉了，还专门买了长长的假发，经常带着假发坐在轮椅上让爸爸推着在病区转圈。

住院第 20 天的时候，尿管拔掉了，能自行小便，由于年轻，身体素质本来也不错，再加上积极进行康复训练，气管内痰液也越来越少，基本能自行咳出来了，需要吸痰的次数越来越少。第 30 天的时候，能经口进食少量食物和水，在家人搀扶下慢慢可以下床活动了。住院第 54 天的时候，终于可以拔出气管套管了，她那天特别激动，也特别兴奋，拉着我们每一人的手在写字板上重复写"谢谢"。那天是上午去耳鼻喉科封的管，下午就推回来了，回来后告知要卧床休息，但她是第一次住院期间不听劝告，非要下床在妈妈的搀扶下，拥抱我们每个人，包括护工阿姨，因为伤口刚缝合，不能说太多的话，但是仍然坚持对每一个人说谢谢，那天大家都很高兴，最开心的还是她的爸爸妈妈，开心得不知道该如何表达，不停地搓着双手嘴角抽动，护士长为了给她庆祝，还为她特别定制了蛋糕。

三、愈后

住到两个月的时候，由于恢复得非常好，开心地出院了。出院前专门为护士站买了几盆盆栽表示感谢,约定好一个月来复查,保证回家后注意休息,一定会坚持锻炼,保持心情舒畅。刚出院不久恰巧赶上"5·12"护士节,她在家专门为我们定了礼物快递送到护士站,礼物虽小,却代表了一个患者对大家的肯定,现在大家都还留着,每当看到东西都会想起她,想起一起经历的日子,都会想到将一个鲜活的生命从死神手里抢了过来,继续绽放美丽的光彩。

最后一次见她,是她一年后来复查,当她留着短发,画着美丽的妆容,穿着时尚的裙子出现在护士站时,大家都惊呆了,她开心地告诉我们,现在生活已经回到正轨上了,毕业论文马上完成了,现在在家做网络代购,生活很充实,准备研究生毕业后找一份正式的工作,然后结婚、生子,好好孝敬父母。看到她神采飞扬的面孔,很难想象一年前的她全身插满管子,最简单的生活都不能自理,甚至简单的呼吸、吃饭都做不了。

四、小欢的心理历程

"痛……"全身上下既疼痛又无力,眼前一片漆黑。妈妈的声音似有若无,努力想去回应,却无能为力……只能又沉沉晕睡过去。

再次醒来是被妈妈一声声的"欢儿"吵醒的,"妈,再叫我睡会……"几句简单的呻吟也只能在脑子里打个旋。"我这是怎么了?"思路虽逐渐清晰,伴随着感知的恢复,疼痛交织着无力感浸透全身。"我貌似要考试了?我不是在熬夜复习吗?我晕倒了?我在哪里?我怎么了?"连串的疑问交织着全身疼痛,我又晕睡过去。"欢儿,好好养病你还年轻会好起来的。相信大夫,相信自己……"同学、好友、亲朋一一来过。唯独最期待的那道身影始终不曾出现,直到康复很久以后,闺蜜才悄悄告诉我。我刚昏迷的时候,男友曾来过几次,在了解到我是脑出血并且不能确定苏醒和恢复的时间时,就消失了。是的,从来没有那个他。我也就死心了,但是爸爸妈妈对于我寄托了太多的期望,妈妈从小就跟我说,只要我想读书,读到任何时候她都会无条件地支持我。为此,父母倾其了所有,周围邻居、亲朋好友都嘲笑父母太傻,女孩子读那么多书干嘛,费钱又费力。可是,现在我成了这样,全身插满管子,可以用怪物来形容现在的我了,我不敢面对父母疲惫焦灼的面庞,不敢面对朋友惋惜的目光,不想面对医生护士一遍遍的询问,我想到了死,真想一觉睡过去,再也不用面对这一切。

从护士口中我得知已经入院20多天了,由于送救及时加上年轻,我的病情在慢慢好转。但是这会我能控制的仅仅只是右手,甚至连小便都不能自理,如此狼狈让曾经骄傲如我既羞且愤。心态的失衡叫我抗拒医护,甚至抗拒爱我的父母。现如今回想起便自责不已,好在父母依旧爱我如初。真好……活着真好!曾有过一阵的不适应,心中的恐慌,身体的疼痛不适,甚至抱怨命运的不公。那段时间我变成了曾经自己都厌恶的"怪物","那个护士好讨厌,天天在耳边叽叽喳喳,唠唠叨叨。像唐僧一样惹人烦……""啊!她又来了,我真不想理她……"就这样我自己关闭了对外的门,门内的我很安心……

"病房里多了个跟我病情相似的姐姐,听起来她貌似比我更不幸……"心中有时恶意地小窃喜下,但随即的良知马上击破了这缕恶意。"为什么她还能这么坚强乐观? 为什么她还能微笑地面对医护? 为什么她经历了这么大的不幸还能有所坚持?"病友的微笑时常叫我看得失神,更多则是羡慕,钦佩不已。"又是这个护士姐姐。"我缓缓注视着眼前这个从我入病房就一直在鼓励我,安慰我的护士。其实我很感激她,她所做的一切我都看在眼里,记在心中。在我变成"怪物"的那段时间里,她从没放弃过与我沟通,一直想方设法激起我对健康的渴望与信心。虽然我从未回复过她,但今天我想对她说声谢谢。"阿姨!"到嘴边的感谢变成了这句小恶意的称呼,写在写字板上,令我尴尬不已。此时我不禁惴惴不安地望着她的反应。映入眼帘的是对方不可置信的惊喜,只见她开心地说到"要叫姐姐"我不禁莞尔……

随后的日子里,通过不断地交流,配合着医护的治疗和自己的努力。我发现自己又逐渐地掌控自己的身体,对于输不尽的液体,又苦又难闻的药丸也不那么讨厌了,我在逐渐地康复。

五、父母之感

又是一个平静的周末,欢儿昨天打电话回来说已经顺利完成了毕业答辩,趁着有空会回家住两天,我得赶紧把她的房间打扫一下。忽然一张照片从一本书中划出,那是欢儿和一位护士的合影。看着照片中女儿的笑容,不仅对她身边那位白衣天使感激万分,有谁曾想到我的欢儿,我的宝贝在一年前的疾病中一度放弃过生的希望。那时的我也一度万念俱灰,真的真的很感激你,王护士……

"孩子他妈! 孩子他妈! ……快! 快……"只见丈夫神色慌张地从屋外冲进来,我不禁奇怪万分,印象中的丈夫虽只是个农民,但性子一直是稳重大方,遇事不慌。今天这是怎么了? 接下来的一个消息直接击垮了我的心房,"欢儿,欢儿她出事了……学校打过来电话说欢儿熬夜读书昏倒了,现在已经送到省人民医院ICU了,叫我们赶紧过去。"我已顾不得其他,赶紧把家里托付给兄妹,和丈夫连夜赶往河南省人民医院。

"你们家孩子情况……"那是医生在跟丈夫诉说病情,望着躺在病床上浑身上下插满了形形色色管子的女儿,不禁悲从心来,泪水止不住流下来。"加油啊欢儿! 加油啊宝贝! 妈妈来了,妈妈陪着你……不怕!"

"医生说还好送医及时,加上欢儿她年轻,只要配合治疗她一定会好起来的。"丈夫的话我并没有听进去多少,我眼中只有那个躺在病床上的身影,为什么我的宝贝她还不醒过来? 突然我发现女儿的右手指动了一下,"大夫! 护士! 我女儿她动了……"随着医生护士的到来我被挤到了一旁,看着她醒来又昏睡过去,焦急万分。

欢儿终于熬过了最可怕的时刻,但是她不愿意理任何人包括她自己。医生说孩子经历大变心里会有适应期,现在需要家人多陪伴。看着孩子日渐消瘦,我心如刀绞不知道该如何是好。还好孩子的责任护士及时地向我交待注意事项,并帮助我对孩子进行相应的心理辅导。此时的我非常感谢医护人员对患者及家属的安抚,看着姑娘脸上笑容逐渐多了起来,我真的真的很是感激。终于孩子可以出院了,医生说以后只需要静心调养一阵就能恢复如初,我不禁喜极而泣。感谢河南省人民医院的医生护士救助我的宝贝,更救了我们一家,谢谢。

六、尾声

现在,我们还有微信联系,我们时刻关注她,提醒她按时吃药、复查等,及时纠正她不良生活及饮食习惯,我想,作为医护人员大概就是尽可能地感知患者的无助与痛苦,以一种平等和尊重的态度去和他们沟通,以一种包容理解的眼光去对待他们,但是,世界上从来都没有感同身受,无论我们做的看起来有多么完美,也常常会有不尽如人意的时候。不过,正如特鲁多医生所言:"有时是治愈,常常是帮助,总是去安慰。"生命对于每个人而言只有一次,人们热爱生命,呵护生命,对于生命的珍视无与伦比。正因为生命绚丽,我们说迎接生命者是春的使节。正因为生命无价,人们才给那些无私奉献、救死扶伤的医务工作者起了一个响亮的名字——生命卫士。我为我们拥有这样的称号而感到自豪和光荣!

人们常说:"有啥别有病,没啥别没钱。"当生病让患者及家人心力憔悴的时候,如果医生或者护士真心倾听他们的疾苦,热心回答他们的问题,那么患者一定会觉得如沐春风,如释重负,感觉病情缓解许多。如果这时得到的是冷言相对,那患者的身心受到挫伤,不满就会膨胀。古人云:"医者,父母心。"这时古人对医者道德修养的精辟之谈。我们的队伍中没有谁不曾感受到父母的仁爱,甚至很多人已经为人父母,因此对于"父母心"这3个字的理解和感受是最为深刻的。精湛的医术绝不是一种单纯的技能,而是一种"仁和术的结合"。我们诚挚地期盼,在医患之间搭起一座心灵互动的平台;我们真心地渴望,医患之间心与心的交流能成为现实,让我们一起用爱心去包容每一位患者,用我们的真情去对待每一位患者。

医学是伟大的,同时势必也是局限的,它在极大程度地体现温度的同时也必然会夹杂着距离感。

未来,我们所要做的还有很多。

案例 16　相识的 365 天

我是一名健康管理师,听到这个词,大家可能都会很迷惑,健康管理师是什么职业? 都需要做什么工作呢? 下面通过我与一位患者的 365 天来了解这个职业。从该患者入院后评估患者病情建立档案,住院期间根据患者的治疗进展,制定适合该患者的个性化护理及康复指导再到出院后通过电话、面访、微信咨询等方式主动随访,协调患者所需的医疗服务,并对患者的家庭照顾者提供健康教育和支持,最后帮助患者以健康的心态回归社会。

一、第一次入院

(一)初相识

2019 年 5 月 12 日下午 15:30,我抱着健康宣教手册准备进入病房为患者做宣教,迎面与一位男士撞在了一起,手册散落一地,我赶紧道歉:"对不起,对不起,您没事吧?" 只见一位三十多岁男人不耐烦地说:"走路不长眼睛吗?" 他身后走来一位五六十岁的阿姨,赶紧对我说:"不好意思姑娘,我儿子走路太快了没看到你,你没事吧?" 说着就颤巍巍地想蹲下用颤抖的手帮我去捡手册,可是又蹲不下来,我赶紧扶起阿姨:"没事阿姨,我拿的东西太多了,也没注意这位大哥。"阿姨的儿子瞪了一眼阿姨说:"就你事多,你还看不看病,不看我走了"。我赶紧询问阿姨是不是来住院的? 阿姨的儿子不耐烦地说:"不来住院来你们这干嘛",说着把住院证拍到了护士台上,阿姨扶着护士台想说什么,张了几次嘴看看这个男人没有说什么。我看到这个情况赶快接过住院证问明情况后给患者进行接诊。通过接诊了解到这个男人是陈阿姨的儿子,陈阿姨家是农村的,有一个儿子和一个女儿,老伴去世早,自己一个人把孩子拉扯大。唯一的女儿在外地打工,经常不在家。儿子在老家开了个饭店,阿姨平时在家带带孙子,去饭店帮帮忙。但是这几年阿姨身体越来越不好,带孙子也比较吃力,更不用说去饭店帮忙了。这位大哥既要经营饭店,还要陪她看病,又加上阿姨生病后老觉得身体不舒服,当地检查也没什么问题,所以就认为老人的病情没有那么严重,就是不想干活装出来的样子,所以才出现了刚才那一幕,老人比较伤心,也不敢吭声。

（二）相知

陈阿姨入院第 1 天，我给她建立了档案，陈阿姨是 3 年前无明显诱因逐渐出现双手不自主抖动，右手抖动较重，静止时出现，情绪激动时加重，伴动作迟缓、焦虑、烦躁，在当地医院诊断为"帕金森病"，给予口服药物治疗，效果欠佳。2 个月前出现写字逐渐变小，右下肢"僵硬"，并逐渐加重，晨僵时间延长，伴咀嚼无力、流涎，偶有呛咳、翻身困难、便秘，偶伴头懵，入睡困难，早醒症状加重。既往有高血压、冠心病、高血脂，近期有胃痛，血压最高 158/92 毫米汞柱，规律口服抗血小板及降压药物。听说我们科是帕金森专科，为求进一步治疗来院就医。

通过对患者入院筛查及评估，阿姨四肢肌力正常，四肢肌张力均有不同程度的增高，起床、翻身困难，有跌倒、坠床、下肢静脉血栓等风险，需要留陪一人，鉴于阿姨有咀嚼无力伴吞咽困难，咽反射迟钝，通过吞咽障碍筛查与评估，洼田饮水 2 级，存在口咽期的吞咽障碍，适合进食微稠 20 毫升，中稠 20 毫升、高稠 10 毫升，水 10 毫升的食物。我给予陈阿姨进行了饮食指导，根据阿姨平时用的餐具，选择适合她使用的餐具，告诉她每次吃饭都要端坐位，进食时不要说话，不要着急，多做几次空吞咽的动作，一口咽完再吃下一口，以保证她的进食安全。通过我的指导，患者未出现误吸，吞咽功能也在逐渐地好转。

通过接触了解到陈阿姨的儿子姓刘，35 岁，初中毕业，有 2 个儿子，大儿子 6 岁，小儿子才 2 岁，正是需要人照顾的时候。他们村是附近十里八乡唯一的集市，就在集市上和妻子一起开了个小饭店，平时比较忙，之前阿姨还能帮忙带带大孙子，后来也试着让阿姨帮忙带二孙子，可是两三岁的孩子，正是淘气的时候，阿姨因为行动不便，看不住孩子，导致孙子频繁受伤，从那以后也不敢让她看孩子了，只能带着孩子去饭店工作，夫妻俩既要带孩子还要忙工作，精疲力尽。为了给阿姨看病也跑了好几家医院，做了很多检查，也没发现大问题，开了很多药，陈阿姨还为了给孩子省钱，自己擅自更改剂量或停药，所以效果也一直不太好。陈阿姨的儿子也没有见过这种病，又觉得检查也无问题，就认为陈阿姨可能是装的。为了改变陈阿姨与她儿子之间的关系，我单独找到陈阿姨的儿子，向他讲解了什么是帕金森病，临床症状有哪些，帕金森病的运动症状和非运动症状都会让患者非常痛苦。家属的心理支持更有利于疾病的康复，延缓疾病的进展。通过我的讲解，刘大哥豁然开朗，态度也发生了改变，对待陈阿姨也不像之前那么冷言冷语了。

（三）相伴

帕金森病患者主要以药物治疗为主，美多芭又是治疗帕金森的基础药物，医生给阿姨开了这个药，阿姨听到后拒绝服用。因为陈阿姨在家也吃过一段时间，觉得没有效果，所以对这个药比较抵触。通过耐心的询问，发现她服药时间出现偏差。美多芭不能与蛋白质同服，蛋白质会影响药物吸收，降低药效，最好饭前 1 小时，或饭后 1.5 小时服用，但是陈阿姨都是饭后立刻服药的,所以药效就大打折扣了。经过我的讲解陈阿姨和她儿子恍然大悟,陈阿姨拉着我的手的说:"原来是我吃药时间错了,所以才效果差。"陈阿姨最近出现了胃部不适,容易反酸,我与医生沟通后,指导阿姨在吃药前增加调节胃肠动力的药物,有效地改善了胃部反酸的症状,并交待陈阿姨吃药时记录一下吃药时间、起效时间、维持时间,以便于调整药物。饮食也要有所调整,白天要以碳水化合物类的食物为主,如说馒头、粥、青菜之类,晚餐可以吃一些高蛋白食物,如鸡蛋、瘦肉、牛奶等补充一下蛋白质。睡前喝杯热牛奶,也可以改善您的睡眠质量。陈阿姨右手不自主抖动、行动迟缓、起床时双腿僵硬,为了防止跌倒坠床等意外事件的发生,我给阿姨和她儿子做了安全方面的宣教,晨起时要先活动按摩一下肢体,等僵硬缓解以后再起床。晚上睡觉可以拉起床档,拉着床档翻身、起床,有助于日常活动。平时活动时身边要有人陪同,移开环境中的障碍物,避免跌倒的发生,常用的物品一定要放到触手可及之处,方便使用。阿姨非常惊讶,拉我的手不停地说:"小魏你真好,想的这么周到,以前都没有人给我说过这些,通过你的讲解,我看到了希望。"说着眼圈就开始红了。我赶紧安慰阿姨:"只要您按照医嘱吃药,不随便停药,症状会慢慢改善的,自我照顾肯定没问题,说不定还可以帮忙带孙子呢。"阿姨激动地说:"真的吗?那真是太感谢你了,我一定好好配合治疗。"

5月13日我巡视病房时,发现阿姨情绪非常低落,眼圈红红的,经过询问才知道感觉效果不是很理想,非常担心,觉得这个病治不好,感叹为什么自己这么倒霉得了这种病,自己痛苦,还拖累家人,不如死了算了,听了阿姨的话,我连忙安慰道:"药物需要有个过程,当身体内的血药浓度达到了才能有很明显的效果。我们会尽全力去改善您的症状。帕金森病是一种慢性疾病,经过长期规律用药可以有效控制病情。我们国家主席邓小平也和您一样患有帕金森病,却活到了96岁,他为我们国家的发展做出了非常重要的贡献,并体现了他的价值。我相信阿姨你也能像邓主席一样,活出自己的精彩。"通过我的劝导,阿姨的情绪平稳了一些。陈阿姨告诉我她情绪不好跟她晚上休息不好也有关系,晚上起夜次数多,早上起来头晕,希望能帮忙调整一下睡眠情况,我把阿姨的情况与医生进行了沟通,医生给阿姨增加了抗焦虑和促进睡眠的药物。我针对阿姨的情况给予了健康指导,让阿姨下午5点以后不要喝太多水,可以减少夜间起夜次数,告诉她要保持心情愉快,积极配合治疗,树立战胜疾病的信心,这样才能有利于疾病的恢复。

第二天一早我就来到了陈阿姨床旁询问了阿姨昨天晚上的睡眠情况,陈阿姨表示这是她最近这几个月睡得最舒服的一晚,早上起来精神也好了不少,头也不晕了,6点吃完药半小时就起效了,感觉全身轻松了不少,身体僵硬也改善了很多,走路也轻快了。他儿子看到陈阿姨的变化,也露出了难得一见的笑容,不好意思地对我说:"这都是你们的功劳,真是太感谢你们了。"

一天早上我刚来到护士站,就见到陈阿姨的儿子扶着头来找我:"魏护士我头晕。"我赶紧让他坐下,给他量血压,收缩压170毫米汞柱、舒张压105毫米汞柱,数值出来我也很惊讶,这么年轻怎么血压这么高。通过询问才了解他在家就有过这样的症状,想着可能是累的了,歇歇就好了,也没有在意。因为自家是开饭店的,没吃完的剩菜怕浪费,就带回去吃,吃饭时间也不固定,也无法做到低盐低脂、低热量饮食,并且陈阿姨与她老伴都患有高血压、高血脂,有一定的家族史。针对这些问题我给他进行了详细的饮食指导,一定要按时吃饭,如果太忙,可以轮替吃饭,不能老吃剩饭,饮食要清淡,少吃动物油、动物内脏等,并讲解了高血压、高血脂的发病原因及危害。听了我的讲解,陈阿姨和她的儿子恍然大悟。我帮他联系了高血压门诊医生,进行了系统的检查,医生根据他的情况给予适合他的降压药,因为发现比较及时,陈阿姨儿子的血压也得到了一定的控制。

5月17日陈阿姨好转出院了,她告诉我,她既高兴,又不舍,高兴的是终于可以回家了,但又舍不得我。针对陈阿姨的情况,我给予了出院指导,她回家后除了饮食和药物,还要合理安排作息时间,白天尽量减少睡眠时间,多注意锻炼身体,在平时生活中不主动锻炼或太依赖他人,只会加速功能衰退,所以平时可以循序渐进地进行一些适合自己的体育锻炼,比如散步、打太极等。严格按照医嘱正确服药,不要随意加药、减药、停药,若有不适或异常症状,及时发微信或者拨打科室电话,定期复诊,如自觉药效减退或疾病加重时请及时就诊。我让陈阿姨加入我们科"郁金香之家"微信群,这是专门为帕金森病患者建的咨询、宣教群,我们会不定期在群里分享关于帕金森病的科普知识的小视频,医生护士都在群里,还有很多的病友们,大家可以在群里讨论或分享与病情相关的知识。并告知陈阿姨,我会经常给她打电话。陈阿姨拉着我的手说:"那真是太好了,让我们不出门就可以学到与疾病有关的知识,真是太谢谢你们了。"这时陈阿姨的儿子办手续回来,我又再次叮嘱他一定要定时测量血压,因为工作问题,要随身携带药盒,手机定好闹钟,避免漏服,更不能擅自停药,一天最好测量3次血压并记录下来,为下次调药留一个依据,要清淡饮食,注意休息,调整好自己的作息时间,避免劳累。陈阿姨和他儿子听了我的话,表示非常感动地说:"魏护士你真是太好了,该怎么感谢你呢?"我赶紧表示:"阿姨,不用谢,这是我作为一名健康管理师应该做的。"

(四)相守

距陈阿姨出院1个月了,到了该复诊的时候,我给陈阿姨打了电话,她的症状较前有所好转,儿子怕她累着让她在家先休息,复诊时间到了,因家里忙,孩子们没时间带他来医院,想让我帮忙问问需要做哪些检查,能不能在当地医院检查,让主管医生看看结果。我询问医生后把需要做的检查发送给阿姨的儿子。第3天,陈阿姨的儿子把检查结果发给了我,陈阿姨的血脂还是有点高。与医生沟通后,原治疗方案暂时不变,要改变饮食习惯、加强锻炼来辅助治疗。我询问了阿姨这1个月的饮食情况,陈阿姨的吞咽功能较前有所好转,药物起效后,陈阿姨再吃饭基本上不呛了。但是陈阿姨吃饭还是不规律,喜欢口味偏重的食物,考虑到陈阿姨有高血压、高血脂,我再次给予陈阿姨进行了饮食指导,告知陈阿姨最好能自己在家做饭,进食低盐低脂、清淡易消化的食物,做饭方式最好以蒸、煮、炒为主,减少肥肉、动物内脏、油炸类食物的摄入,多吃一些纤维素含量高的食物,比如说芹菜、菠菜、韭菜、苹果等预防便秘。陈阿姨表示非常感谢,激动地说:"小魏,阿姨住院时就没少麻烦你,出院了你还经常给我打电话询问我情况,比我女儿还上心呢,阿姨真是不知道该怎么感谢你了。"我赶紧说:"陈阿姨,这是我应该做的,看到您身体恢复得这么好,我就非常的开心了,您就把我当成你自己的女儿一样,有什么事直接与我联系。"

转眼到了陈阿姨出院 3 个月随访的日子,接通电话,陈阿姨就听出了我的声音,激动地给我说:"小魏啊,我早想给你打电话了,怕你上班忙,打扰你工作。"我赶紧说:"陈阿姨,随时欢迎您给我打电话。"我询问了陈阿姨最近的情况,她出院后严格按照医生开的出院指导服药,现在基本可以自理,有时候还可以帮忙看看小孙子,她儿子自从查出自己血压高后,回家就请人去店里帮忙,自己腾出时间照顾老人,规律作息,晚上有空了还带她锻炼身体。女儿听说她病了,也带着外孙、外孙女回来看她,给她买了台平板电脑,下载了很多的帕金森病相关的锻炼操,一家人其乐融融的。此时此刻我虽然没有见到陈阿姨,但是我都能想象到陈阿姨幸福的笑容。随后的 6 个月随访中发现陈阿姨的情况控制得很好,人也开朗了很多,也经常和自己的朋友聊天,跳跳简单的广场舞等。看到陈阿姨的变化我感觉健康管理师这个职业得到了升华,体现了自己的价值。

二、第二次入院

(一) 相伴

一天我正在上班,手机一直在震动,等下班看到手机上 10 个未接电话,全是陈阿姨的儿子打来的,回电话后才知道陈阿姨昨天下午走路过程中,突然出现无法动弹,全身僵硬,就像吸在地上一样,过一会又恢复自如了,想着是不是走路累着了也没有在意。今天早上起床时肢体僵硬无法动弹,出现这种情况是不是病情加重了。我赶紧给陈阿姨的儿子解释,这是长期服用美多芭后出现的一种临床表现"开关现象",突然出现严重的运动障碍,在并未改变用药的情况下,数分钟至数小时后自行缓解,一日可反复迅速交替出现多次,变化速度非常快,并且是不可预知的,就像电源的开与关一样,突然出现肌僵直或运动不能,就像是断电一样,称为"关期";在未进行任何治疗的情况下,而突然活动如常,称为"开期"。出现此情况,不要太着急,尽快带陈阿姨来医院调整药物。陈阿姨的儿子跟我约定明天一早带她入院,我与医生反馈了陈阿姨的情况,留好了床位。

第 2 天一大早陈阿姨就与她儿子来到病房,拉着我的手激动地说:"小魏,我是不是病情严重了,会不会以后不能走路了,我不想瘫到床上,才好大半年,不拖累孩子……"说着就哭了起来。我赶紧安慰:"阿姨,您不用担心,只是需要调整药物了,没有你想的那么严重,我们会尽力帮助你的。"陈阿姨抹着眼泪,拉着我的手说:"小魏,我相信你,你就像我的女儿一样,你一定要帮帮阿姨,阿姨全靠你啦"。我让陈阿姨的儿子帮陈阿姨办理了入院手续,又再次给予她心理疏导,她的情绪才稳定了下来。

陈阿姨的儿子偷偷告诉我,陈阿姨觉得这几个月症状改善不少,自己擅自把药物减量了,她还不承认。偷偷盯了她两天,才发现她吃的药量不对,他非常生气,吵了阿姨几句。阿姨也非常委屈,哭着告诉儿子,她也是想给家里减轻点负担。陈阿姨的儿子给我说:"魏护士,你帮我劝劝她吧,她比较听你的话。"于是我来到病房,陈阿姨正坐在床旁发呆,我来到床旁:"阿姨我来看你了,你的吃药时间到了,美多芭药吃了没?"陈阿姨连忙说:"吃了、吃了,按照医生交待的量吃的,我没有减药量。"听了阿姨的话我明白了,阿姨是不打自招啊。我笑着给阿姨说:"阿姨你的病需要终身服用抗帕金森病的药物进行治疗,每天都要规律服用药物,不能随意停药、换药、减量或者漏服,以免病情加重,您看您这次就是因为随意减药加重了病情,如果您觉得症状控制得非常好,可以来门诊随访或者与我联系,我们在医生的建议下再进行减量,这次还好不太严重,只是出现了突然走不动路,又突然好转的情况,您走路时也有起步困难和小碎步。这些症状会导致您有受伤的风险,现在已进入冬季,帕金森病患者容易出现肢体僵硬,阿姨您在起床前要先按摩一下肢体,等僵硬有所缓解后再下床活动,如果出现起床或翻身困难,可以在床尾、床头系上绳子等辅助器具,翻身或起床时可以借助这些器具的帮助。要穿轻便又保暖的衣服,穿得太多会限制您的活动,有条件的话,最好开着暖气或空调,保持室温适宜,等肢体僵硬好转以后再活动。当走路遇到突然走不动时,先停下来,站直身体,抬高一条腿,向前迈一大步,再换另一条腿,再抬高,向前迈大步,反复练习3~5次。还可以做避免小碎步练习:在地板上加设标记,如行走路线标记、转移路线标记或足印标记,可以根据标记进行行走训练。家属也可以用口令、音乐旋律和节拍来帮助患者控制步态的节奏。"陈阿姨听了非常地配合,当场还按照我说的走了几步,当我夸她做得非常好时,略显僵硬的脸上,嘴角上扬,眼睛眯成了一条缝,开心得像个孩子。陈阿姨的儿子看到母亲最近几天露出的唯一笑容,也暗暗松了一口气给我说:"魏护士,还是你有办法,我妈的症状自从加重后,天天愁眉苦脸的,还偷偷抹眼泪,老是麻烦你,真是不好意思"。我赶紧解释道:"其实每一位帕金森病患者病情进展速度是不一样的,很大程度上取决于患者的心理素质以及对患者心理进行的疏导和护理。因此我们家属要做一个倾听者,听听患者的唠叨和烦恼,让他们的心情得到舒缓,我们还要做一个鼓励者,对患者取得的每一点进步要给予肯定,鼓励患者前行。要同情和理解患者,针对患者运动迟缓的症状要做到不催促患者、尊重患者,认真观察患者的病情变化和心理活动。加强陪护宣教及巡视,帮助患者树立战胜疾病的信心。平时可以让患者做一些自己力所能及的事情,比如扫地、擦桌子等日常家务,带她多出去走走,鼓励她和朋友聊天等,转移她的注意力,不让患者独自一个人胡思乱想。"陈阿姨的儿子点了点头,表示以后一定关注陈阿姨的心理变化。

陈阿姨住院的第3天的下午,我正在7床给一位脑梗死偏瘫患者做宣教,陈阿姨的儿子跑了过来,很焦急地说:"魏护士,我妈大便排不出来,这会都疼哭了,前两天医生开的乳果糖也吃了,也没有排出来"。我边走边安慰他:"你别着急,我们先看看阿姨的情况,然后对症处理。"来到床边,检查后,发现大便已经嵌顿在肛门处。便秘是帕金森病患者顽固性的非运动症状,肠蠕动减慢导致。陈阿姨年轻时就有习惯性便秘,加上这次来医院饮食习惯也改变了,粗纤维食物摄入减少,活动也较在家时减少,3 天没有大便,患者大便干结无法把大便顺利地排出。我与医生沟通后建议给患者灌肠,但是陈阿姨好像心有顾虑始终不愿意。通过询问陈阿姨还患有内痔,怎么办? 看着陈阿姨痛苦的呻吟和家属焦急无助的样子,来不及多想,快步来到病房,我让陈阿姨儿子准备好卫生纸和湿纸巾,协助我帮患者侧身,戴上手套后,我小心地开始帮患者把肛门的粪便一点一点向外掏挖,可因为太过干硬,又怕把患者的痔疮弄破,不敢太用力,没掏出太多,为了避免患者用力排便,导致痔疮破裂,我跟医生沟通后,选择用甘油灌肠液灌肠,陈阿姨一听还要灌肠开始反对,我耐心询问了原因,原来陈阿姨怕灌肠后弄到床上,还要更换被褥,我赶紧解释到,甘油起润滑作用,利于大便排出,量也不是很多,我会帮她铺好看护垫。陈阿姨的儿子也赶紧说:"妈,我买了好几包看护垫,没事的。"最终陈阿姨才同意。陈阿姨灌肠 10 分钟后便顺利地排出了大便,我也松了一口气。

接下来的几天,陈阿姨的情况也得到了控制,开关现象也没有再出现,医生建议可以出院了。陈阿姨很开心,可以回家看孙子了,出院时陈阿姨让她儿子把我叫到一边,提着一兜水果非要给我说:"小魏,我要出院了,没少麻烦你,我让我儿子给你买了些水果,不值钱,你一定要收下。"陈阿姨的儿子也不停地表示感谢:"特别是我妈便秘那天,作为家属都觉得脏,不想下手,但是,你却二话不说地帮我妈解决了这一难题,让我们很是感动,你真不愧为一名白衣天使,处处为我们着想。"我说:"别这么说,这是我应该做的,作为一名健康管理师我应该为大家的健康保驾护航的。"最后我把陈阿姨送到了院门口的车上,并询问陈阿姨:"物品都带齐没? 有没有遗漏?"陈阿姨拉着我的手说:"放心,都带了。"我最后还是把这一提水果放上车,让他们路上吃。陈阿姨很无奈说:"下次阿姨再来给你带些家里种的特产,你一定要收,不然我一定会生气的。"我连连答应,路上注意安全。陈阿姨才恋恋不舍地放开了我的手,走很远了我还看到陈阿姨在不停地向我摆手。

回到病房,我习惯性地把出院患者的床单位巡视一圈,发现陈阿姨的床旁桌抽屉里有一兜药安安静静地躺着,打开一看就是陈阿姨平时吃的药,得到确认后,问陈阿姨要来了地址,下班后我来到快递站给阿姨发了加急快件。

(二)随访

到了陈阿姨第二次出院 3 个月随访日子了,我拨打了阿姨的电话,陈阿姨的症状控制得很好,上个月她女儿还回来带她去爬了长城,听说这是陈阿姨一辈子的梦想。听到陈阿姨给我慷慨激昂地讲述她爬长城的过程,我心里暖暖的,我与陈阿姨相识的 365 天里,看到陈阿姨的身体变化,我为自己有幸成为一名健康管理师而骄傲。有人说,护士以心为灯,甘愿做患者的守护天使。对我们来说,爱,不仅仅是对患者住院期间的优质护理,也是出院后的延续性服务,从健康管理师身上得到了很好的体现。

说到这里我相信大家对健康管理师有了一定的了解,那么,成为一名合格的健康管理师需要具备怎样的素质呢? 首先,需要有过硬的专业知识,可以更好地为患者服务;其次,需要有良好的沟通能力与处事应变能力,作为一名健康管理师需要和患者进行密切的沟通,了解患者所需;最后,需要有责任心,有耐心对待每一位患者,服务好他们,让患者可以更好地治疗与恢复。

我们健康管理师对患者每一次的帮助与关怀,在患者与家属的眼中有可能就成了他们冬日里那暖人的火苗,沙漠里那一汪清泉。我们用责任心、耐心、爱心、关心为每一位患者服务,秉承"预防为主,防治结合"的理念,努力为提高患者的健康水平,实现"健康中国2030"尽自己的绵薄之力。

案例 17　与你同行的 365 天

　　我与脑卒中患者的康复之路：一段充满挑战与希望的故事。在人生的道路上，我们都会遭遇各种挑战，有些挑战甚至会改变我们的人生轨迹。对我而言，与脑卒中患者共同走过的康复之路就是这样一段充满挑战与希望的旅程。

　　故事要从一年前说起，王叔叔是一位脑卒中患者，初识是在 2022 年的阴历八月十五，王叔叔 63 岁，被诊断为急性脑梗死，以"突发右侧肢体无力，言语不清 1 天"为主诉入院，既往高血压 5 年，但平时并未规律服药，总是吃吃停停，自认为血压不高时就不需要吃药，只有当自己头晕不适时才需要吃。既往吸烟 25 年，每天 2 包烟，用他的话说"吸烟能让我思考"。我说："您应该思考一下为什么会躺倒这里。"他平时是位肉食主义者，无肉不欢，平时工作忙压力大、爱熬夜，发际线后移的速度已远远地超过了他衰老的速度。入院第 1 天，我们立即安排用药，先是在医生的带领下急查 CT，CT 显示无出血，但已错过溶栓的时间窗，于是立即给予改善循环，营养神经以及抗血小板聚集等药物治疗，住院前 3 天，无论我们说什么，怎么逗他开心，他都是一句"不行了，不行了，该死了"，并且在做康复治疗时他并不积极配合，起初我们并没有强烈要求他配合，而是给他讲一些活生生的案例，来激励他燃起希望，我们知道这对他是一个巨大的打击。阿姨说："自从发病之后，笑容完全消失了，也变得沉默寡言，失去了往日的活力，看着他受病痛折磨，我是心如刀割呀。"

　　王叔叔和阿姨都不明白怎么六十多岁就得脑梗死这个病，不是七八十的才得吗？

　　我说："阿姨，脑梗死这个疾病确实是随着年龄的增加发病率也会增加，但不是老年人的专属，并且有年轻化趋势，不良的生活习惯、暴饮暴食、抽烟酗酒、肥胖等，导致越来越多的年轻人逐渐向脑卒中靠拢。建立健康的生活方式和行为，预防脑卒中越早开始越好。因为动脉硬化的病理改变往往从儿童时期就已经开始，随年龄的增长而逐渐加重，高脂血症和肥胖是引起动脉硬化的主要原因。适当控制高胆固醇及高糖食品的摄入，多吃水果蔬菜，养成不偏食、不过量饮食的习惯；积极参加各种体育运动，养成良好的生活习惯，对人一生的健康都极为有益。防范于未然，这句话来形容预防脑卒中正合适。"

　　脑梗死是脑卒中的一种，脑卒中不仅发病率高，致残率、致死率、复发率同样很高，据世界卫生组织统计，全世界每 6 个人中就有一人可能罹患卒中，每 6 秒就有一人死于卒中,每6秒就有一人因为卒中而永久致残。近年来我国脑卒中的发病率呈现上升趋势,约有3/4的患者不同程度丧失劳动力或生活不能自理。中国推出了适合国人的急性卒中快速识别方法即"中风120",是一种适合国人的迅速识别脑卒中和即刻行动的策略,"1"代表看到一张不对称的脸,"2"代表查两只手臂是否有单侧无力,"0"代表聆听讲话是否清晰,如果通过这三步观察怀疑患者是脑卒中,可立刻拨打急救电话120。

对于脑卒中的患者来说,病情稳定后24小时便会尽早介入康复,所以每天康复师会来床边做2次康复,其他时间我们也会指导阿姨为叔叔做一些简单的活动,慢慢的我们就有了沟通,王叔叔变得更加积极配合,他相信自己一定能战胜病魔,重新拥抱生活。我们团队也根据他的病情制订了个性化的康复计划,在物理治疗方面,我们从简单的关节活动开始,逐渐增加难度,帮助王叔叔恢复肢体功能。语言治疗则帮助他克服语言障碍,提高沟通能力。心理辅导则让他学会面对疾病,积极面对生活。经过一段时间的努力,王叔叔的病情有了明显的好转。他可以在别人的搀扶下行走,甚至还可以自己吃饭。每当看到他的进步,我们都会为他感到由衷的高兴。在这个过程中,我们也时刻关注他的血压、血脂等指标,提醒他规律服药,改善生活习惯。我们告诉他,脑卒中虽然可怕,但只要积极治疗和预防,是完全有可能战胜的。有一天他突然叫住我说:"小全,能感受到你们对我的努力和真诚,我以后会好好配合医生、康复师和你的工作的。""您能这样说我真是太开心了,您一定会好起来的。"阿姨为了表示感谢,自己在家做了很多包子给我们,还和同病房的人分享,那一刻,我们都感受到了满满的温暖和感动。

说到饮食,王叔叔那可是一个地地道道的"美食达人",动物的每个器官的烹饪都不在话下,饮食的不节制正是这次疾病发作的一个重要因素。我们常说的一句话是:病从口入。这句话也是有依据的。养生之道,莫先于食,利用食物的营养来防治疾病,可以促进健康长寿。近年来由于生活水平的普遍提高,人们的饮食习惯正在发生较大变化。高盐可使血压升高并促进动脉硬化形成,是引发脑卒中的主要危险因素之一,很多研究都确认其与脑卒中的发生密切相关。我国国民每天吃肉食的比例明显上升,特别是动物性脂肪的摄入量增长较快,这也是引发脑卒中的主要危险因素之一。有研究显示,平时吃水果和蔬菜较多的人患脑卒中的机会相对较少。《中国脑卒中防治指南》建议:限制食盐摄入量(<6 g/d),胆固醇的摄入量每天应< 300毫克,提倡多吃蔬菜、水果、谷类,适量进食牛奶、鱼、豆类、禽和瘦肉等,使能量的摄入和需要达到平衡。改变不合理的膳食习惯,通过吃谷类和鱼类(含不饱和脂肪酸)、蔬菜、豆类和坚果可以减少饱和脂肪酸的入量。摄取的食物应能保持各种营养素平衡,包括各种营养素摄入量和消耗量以及各种营养素之间的平衡。食物通过合理加工烹调,尽可能减少食物中各种营养素的损失,提高其消化吸收率。并具有良好的色、香、味、形,使食物多样化,促进食欲,满足饱腹感。

下面要聊一下叔叔的高血压,平时吃降压药都是血压高的时候吃,血压低的时候停,所以就导致他的血压犹如过山车一样,忽高忽低。很多患者在应用降压药物治疗一段时间后血压降到正常就停药,停药后血压又升高,于是再使用药物降压,这种间断无规律的用药,不但造成血压较大幅度变化,而且加重了动脉硬化和对心脏、脑、肾等器官的损害。正确的服药方法是血压降到目标范围后,在医生指导下坚持服药,保持平稳的血压达目标状态。

这段与脑卒中患者共同走过的日子,让我们更加深刻地认识到,生命是如此脆弱,又是如此顽强。每一个康复的患者,都是生命的奇迹。而我们,有幸成为这个奇迹的见证者和参与者,深感荣幸。同时对健康管理师这个职业也了一些感悟和思考。当今的人们,尤其是上班族,不仅要应付快节奏的学习、工作和生活,而且要处理好各种错综复杂的社会人际关系,面对越来越多的竞争和挑战,心理和生理都不断的衰弱、老化和出现病变,尽管这一过程缓慢且不明显,但一旦疾病上身,万贯家财也难挽回健康。所以我要当健康管理师,通过学习健康管理,让我知道该如何正确饮食、科学健身,如何保护身体不受疾病的困扰,使自己的身体和心理更加健康等,变被动的健康维护为主动的管理健康,这就是我想要的。

俗话说阳光总在风雨后,经过半个月的治疗,王叔叔达到了出院的标准,可以开始新的生活。他遵循医生的建议,坚持康复锻炼,保持良好的生活习惯。他说,他要为自己的生命负责,为自己的家庭负责。我们也会一直陪伴在他身边,为他提供必要的支持和帮助。我们添加了联系方式,在出院前还要再交代他一些问题。

首先是药物方面,不要擅自停药或减药,一定要遵医嘱用药,定期检测血压。其次,在吸烟方面,需要自己主动戒烟。适当运动,常言道生命在于运动,日常身体活动缺乏及久坐是脑卒中的重要危险因素,规律进行身体活动并减少久坐时间,可有效降低脑卒中的风险。增加身体活动对于包括心脑血管疾病在内的 40 种以上慢性病有益,防治效果等同于甚至优于药物治疗。多做运动并不等于自我惩罚,也不是说非要加入某个健身俱乐部或是买健身设备,当今社会能去健身房的人没有多少,我们要选择简单、实际、操作性强的方法,最好是能与生活方式相结合。例如每天提前 1~2 站下车,步行回家或是早起一会,到外面呼吸新鲜空气,做做运动,这些都是很实用的方法。要找到适合自己、身体能承受的运动方式,强度过大或是过低都达不到预期的效果,

此外,保持良好的作息时间和保证充足的睡眠也是维护身体健康的重要因素。晚上早入睡,早上早起,让身体得到充分的休息和恢复。睡前避免使用电子产品,尽量保持心境平和,有助于入睡。对于失眠等问题,可以尝试一些自然方法,如睡前喝一杯热牛奶、泡澡、听轻音乐等,来改善睡眠质量。

同时,学会与他人沟通交流,建立良好的人际关系,也是维护心理健康的重要途径。无论是家人、朋友还是同事,都需要关心和关爱。当遇到困难和挫折时,不要独自承受,学会向他人寻求帮助,倾诉自己的心事,减轻心理压力。

1 个月后我打电话给王叔叔,询问有没有来复诊? 王叔叔说:"我本来是要去复诊,你

们医院的专家正好来我们县医院坐诊,于是就没有再跑过去,这个主任说我恢复得非常好,让我继续锻炼,现在我能自理,我锻炼都不用我媳妇再督促,都是我自己主动,有康复师教我的动作,还有你教我的动作,我都会做,并且慢慢给自己增加难度,我现在越来越有劲,非常感谢你们,就是我有个问题想问下,得病之前就有些便秘,现在更严重,有什么办法没?"我告诉王叔:"便秘是最常见的一个消化道症状,给很多患者带来痛苦,大便量太少、太硬、排出太困难、合并一些特殊症状,如长时间用力排便、直肠胀感、排便不尽感甚至需要用手法帮助排便。如何预脑卒中卧床患者便秘的发生呢? 可采取以下方法加以预防,饮食方面:卒中患者经口进食时,可进食含高纤维的蔬菜(芹菜、菠菜、韭菜等),多吃水果能增加粪便体积的食物,增加水分的摄入防止粪便干燥,尽量保持大便呈软便。排便方面:①养成定时排便的习惯,排便时间最好在早晨起床之后,或早餐后20分钟,即使此时没有便意,也最好解1次大便,促进正常排便反射的形成。②排便时最好精神集中,环境安静没有干扰(勿养成看书或看手机习惯)。③不要用力排便,且排便时勿憋气。④可利用胃结肠反射选择餐后排便。⑤如发生大便干结,切忌强行解大便,必要时可借通便药物或灌肠。脑卒中卧床患者因为长期卧床,活动减少,肠道蠕动慢,便秘会常常出现,但是我们可以采取一些措施预防它的发生,可吃些粗粮、杂粮,减少精细米面的摄入,多吃新鲜蔬菜,可以吃些促排便的水果,如梨、火龙果,晨起空腹喝杯温水等,改变饮食习惯,养成好的排便习惯对预防便秘很重要。便秘虽然不至于短期缩短影响患者的生命,但是对于个人来说,便秘会严重影响患者的生活质量,同时还会带来心理压力,出现焦虑、抑郁等心理问题,做到以上几点可以缓解便秘的痛苦或减少便秘发生。"听到叔叔高亢的声音,真是有说不出的喜悦,挂掉电话,继续忙碌工作。

一年后,我们再次见面,王叔叔如正常人一般出现在我面前,我很惊讶,精气神比生病前还好,我说:"您简直惊到我了,打扮起来就是帅小伙呀。"他告诉我他的身体状况越来越好,不仅日常生活能够自理,还开始参加一些社区活动,结识了许多新朋友。他说,这一切都得益于他的积极心态和坚持锻炼,同时也感谢我的建议和帮助。王叔叔的喜悦之情溢于言表,我能感受到他的生活质量得到了显著提高。他告诉我,他已经养成了良好的生活习惯,不仅饮食均衡,还坚持适当运动和良好的作息。他说,这些改变让他的身体和精神状态都焕然一新。听到这些,我为他感到由衷的高兴。这也让我想起,健康的生活方式对于每个人来说都非常重要。不仅能够预防许多疾病,还能够提高生活质量,让人更有活力和幸福感。

王叔叔的故事让我深感欣慰,也让我更加坚信,只要我们积极应对,健康管理和生活质量的提升是完全可能的。我希望更多的人能够从王叔叔的故事中得到启示,行动起来,为自己的健康负责,过上更有品质的生活。王叔叔的故事告诉我们,改变生活方式需要时间和毅力,但只要我们坚持下去,就能够收获健康和幸福。

3天后检查全部做完,结果都很不错,出院时王叔叔给了我一个包装很精美的苹果,说道:"谢谢你这一年的监督和督促,让我们越来越有信心,真心地祝福你,平安健康,工作顺利。以后我每年都来疏通、疏通血管,希望还能见到你。"我说:"在你们的眼里我看到了真诚和信任,你们得这些话,让我感受到了工作的意义也有了工作的动力。但是,有一点我要说道,在神经内科病房,经常会看到一些'老熟人',每年定期来输液,用他们的话来说就是每年疏通两次血管,把血管清洗干净了,就不会得脑卒中了。看似很有道理的话,其实是没有科学依据的。目前还没有科学研究来证明这种输液预防的方法是有效的。及时治疗相关疾病(如高血压、心脏病、糖尿病、肥胖等)和改变不良方式(吸烟、酗酒等)才是预防脑卒中的有效措施。所以控制原发病,遵医嘱服药,定期复诊,合理饮食,养成好的生活习惯,才能远离脑卒中。您的最大功臣是阿姨,其次是您自己,您的信任和坦诚让我感到无比光荣,你们俩的相视一笑,让人倍感温馨。"

有的人出现在你身边是为了陪你一程,从此山长水阔,永不相逢;有的人出现在你身边,是为了教会你一些事情,匆匆交汇而又分离;有的人出现在你身边是为了陪你看更好的风景,把酒言欢不离不弃。风雨人生路,最幸运的是有人能陪你一起走过一段最艰难的人生,最幸福的是有可以和你一起经历风雨后,依然可以陪你看彩虹的人,于是你暗自庆幸,得此人是何其有幸。

展望未来,我们将继续努力,为更多的脑卒中患者提供优质的健康服务。也希望,通过我的努力,能让更多的患者重拾生活的信心,拥抱美好的未来。脑卒中的康复之路虽然充满挑战,但只要我们有信心、有毅力,就一定能够战胜困难,走向光明。

第四篇

神经重症疾病篇

案例 18 吕叔叔的"健康"那些事

一、相遇

吕叔叔,男,47岁,中午吃完午饭,准备上床午睡时,发现左边肢体使不上劲,头也疼得厉害,此时胃里如翻江倒海般,"哇"的一声,把午饭全吐了。妻子见此症状,立马把吕叔叔送去了离家最近的医院。到院后,医生经过一番询问后,建议急查一个头颅CT。在焦急的等待中,结果出来了,发现颅内未见出血。由于当地医疗条件有限,医生建议转上级医院做进一步治疗。就这样吕叔叔在凌晨01:50以"考虑脑梗死"为诊断,急诊收入神经内科ICU。

入科后,医生与护士进行了详细的体格检查,此时吕叔叔体温36.1摄氏度,脉搏80次/分,呼吸20次/分,血压125/81毫米汞柱,神志清楚,但精神欠佳,左上肢肌力0级,左下肢肌力1级,右上肢肌力3级,右下肢肌力3级。

二、相识

吕叔叔刚入院时老是眉头紧锁,明显表现出一种焦虑的状态。吕叔叔47岁,正值上有老下有小的时候,全家的顶梁柱,如果他倒下了,对于他这个家庭而言就是天塌了。我上班十年了,也经历了许多的悲欢离合,现在唯有的就是运用所学解决他们的疑惑,减轻他们的痛苦。

经过一番询问,吕叔叔对自己正值中年患病表示极其不解,我就耐心地为吕叔叔讲解关于脑梗死的相关知识,我告诉他脑梗死属于脑卒中的一种,主要是由于供应脑部血液的动脉出现粥样硬化和血栓形成,使管腔狭窄甚至闭塞,导致局灶性急性脑供血不足而发病。就像水在河道里面流淌,随着水的流动,河水携带的泥沙聚集起来,越积越多,把河道变得狭窄甚至堵塞,随后河道流通不畅,那么脑梗也是这个道理。

三、相知

经过我的一番讲解吕叔叔明白了什么是脑梗死,它的危险因素有高血压、高血糖、高胆固醇、心脏病、高龄、吸烟、酗酒、肥胖、缺乏锻炼、不健康的饮食等。

但是,很多患者由于平时对健康知识的关注不足,没有做好预防,经过询问吕叔叔患高血压5年,且控制不佳,父亲就是因脑梗死去世。日常生活中吸烟,偶有饮酒,爱吃咸菜。我告诉吕叔叔以后清淡饮食,盐也不能多吃,一天的食盐量不能多于5克,也就是咱的矿泉水瓶盖那么多,还有少吃油腻的,比如肥肉;多吃含蛋白质多的,比如瘦肉、鱼肉、奶类、鸡蛋等,要多吃植物油,还要多进食蔬菜、水果;多饮水,每日饮水1500~2000毫升,这样可以防止血液浓缩。

那么通常我们所说的脑卒中是什么呢?脑梗死是脑卒中吗?

脑卒中是指由于脑部血管突然破裂或阻塞,引起脑组织损伤的急性脑血管疾病。分为缺血性脑卒中(俗称"脑梗死")和出血性脑卒中(俗称"脑出血")。

1. 缺血性脑卒中　指由于给脑供血的动脉出现狭窄或闭塞导致脑供血不足,从而引起的脑组织缺血、缺氧、坏死。约占脑卒中发病总数的85%。

2. 出血性脑卒中　指非外伤因素导致脑内微血管破裂,继发血液炎性刺激及血肿压迫,导致脑组织水肿,从而引起脑实质缺血、缺氧。约占脑卒中发病总数的15%。

脑梗死和脑出血都属于脑卒中。大脑从血液中获取氧供,无论是脑梗死还是脑出血,都是大脑的血液供应中断或减少,致使脑细胞严重缺血、缺氧,导致脑卒中发生。

那么如何确诊呢?检查少不了,一般包括头颅CT、MRI、心电图检查等。CT快捷、方便、常用,是诊断脑出血的首选方法。MRI对发现结构异常、明确脑出血的病因很有帮助,可清晰显示早期缺血性脑梗死、脑干及小脑梗死、及静脉窦血栓形成。MRI弥散加权成像可早期显示缺血病变,为早期治疗提供依据。对于心电图检查,吕叔叔就不明白了,他心脏没问题为什么要进行心电图检查,这是因为脑卒中的发生常并发冠心病,冠心病是导致脑卒中的常见病因。此外,脑卒中和冠心病的发生有一个共同的原因,就是动脉粥样硬化或血管内斑块形成。但部分患者发病时脑卒中症状比较明显,常忽略心脏疾病。因此,急性脑卒中患者必须进行心电图检查,避免漏诊。

我对吕叔叔说:"医生给您约了MRI和CT,一会呢,我们会给您抽血,进行血常规、肝功能等检查,来进一步明确您的诊断。"

根据病情,吕叔叔需要在监护室观察两天,由于疫情期间,家属不能探视,为了缓解吕叔叔的紧张焦虑情况,我对吕叔叔说:"等病情稳定了,医生会根据情况让您转到普通病房的。"我告诉他重症监护室是没有家属陪同的,如果有什么需求,床旁24小时都有护士,只需要告诉护士就好。通过我们之间的一番谈话,吕叔叔的眉头也舒展开了,安静地入睡了。

经过相关影像学检查,发现脑部磁共振示右侧颞叶大面积脑梗死,双侧颈内动脉未见显影。双源CT示右侧大脑半球多发片状不规则低密度影,局部可见条片状稍高密度影;右侧侧脑受压左移,中线结构局部左偏。彩超:双下肢静脉未发现血栓。实验室检查发现,白细胞 12.38×10⁹/升,C 反应蛋白高,为 89.54 毫克/升,谷草转氨酶高,为 176 单位/升,乳酸脱氢酶高,为 1618 单位/升。

四、相伴

入院后我们给予相关评估,得出:NRS 2002 营养风险评分 5 分,压疮风险评分 11 分(高度危险),跌倒坠床风险评分 3 分(低危风险),深静脉血栓形成(DVT)风险评分 8 分(极高危)。

吕叔叔的压疮风险评估为高危风险,什么是压疮呢? 我们应该采取哪些措施来预防呢?

压疮又称压力性损伤、褥疮,是由于局部组织长期受压,发生持续缺血、缺氧、营养不良而致组织溃烂坏死。吕叔叔的压疮风险评估为高危风险,我们需要每周 3 次进行压疮评分。每 2 小时翻身,密切观察患者皮肤的颜色、温度、硬度、湿度有无异常改变;有无水疱及破损的变化并避免局部皮肤受压,可右侧—仰卧—左侧卧位交替,翻身时尽量选择30 度侧卧位,背部可垫一软枕(图 4-1)。

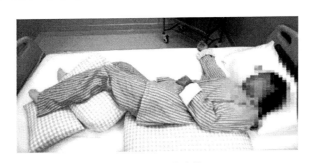

图 4-1 卧床姿势

当患者出汗时,要及时擦拭,更换床单,保持局部皮肤的清洁干燥;当皮肤过度干燥时,可涂润肤乳。同时需要补充营养物质,清淡饮食,少食辛辣刺激的食物。另外避免使用环形或圈型器具,避免损伤局部皮肤。还有就是我们可以应用气垫床来降低压力性损伤出现的风险。在吕叔叔能耐受时应尽快增加肢体活动,只要能承受可采取坐位,并开始走动,这样有利于降低因长期卧床而发生的病情恶化。

虽然吕叔叔的跌倒坠床风险评分 3 分,属于低危风险。但由于病情的原因,吕叔叔诉头晕,所以在下床活动的过程中需要预防跌倒坠床。

当患者使用安眠药或者感到头晕、血压不稳时,下床时应先坐在床边,我们再搀扶患者下床。在病房里地面湿滑应告知保洁人员,及时擦拭,以防不慎跌倒;我们应将床档拉起,若需要下床应先将床档放下,不能翻越;必要时将床档拉起进行保护;穿的病号服应大小合适,注意定期更换;需要在病房内活动时,应穿防滑的鞋子;病房内尽量保持光线充足,以方便行动不便的患者;如厕时如果遇到紧急情况应及时通知医护人员。

吕叔叔入院时深静脉血栓(DVT)风险评分8分,属极高危。

针对吕叔叔,我们可以采取以下措施。①增加下肢活动,促进血液回流:若病情允许,可抬高下肢20度(略高于心脏水平),也可以做下肢的主动或被动运动,如足背屈、膝关节和踝关节的伸屈举腿等活动(每日不少于3次,每次不少于5分钟)。病情允许时早期下床活动。②使用专用器具装备:在确定无血栓形成的前提下,可利用肢体被动装置改善术后肢体血流瘀滞,如患肢使用抗血栓压力泵进行间歇式压迫。其作用是阻止深静脉扩张,促进下肢静脉血液回流,增加静脉血液流速。③保持大便通畅:乙状结肠中宿便增加深静脉血栓的发生率。80%深静脉血栓发生在左下肢。④保持心情舒畅:心情不佳可引起交感迷走神经功能紊乱,使血管舒缩功能失调。⑤深呼吸或有效咳嗽:深呼吸或有效咳嗽可加速血液回流。⑥平衡膳食:清淡的低脂食物可避免血液黏稠度增加;多食含维生素较多的新鲜蔬菜和水果,如番茄、洋葱、蘑菇、芹菜、海带、黑木耳等,这些食物均含有丰富的吡嗪,可使血小板数下降,有利于稀释血液,促进血液循环,改变血液黏稠度。每日饮水量超过1500毫升,保证足够的液体摄入量,可防止血液浓缩。

但最新研究证实,缺血性脑卒中患者使用加压弹力袜没有益处,不能显著降低深静脉血栓和病死率,甚至有的患者会出现更多的皮肤并发症,因此加拿大卒中最佳实践建议:卒中康复指南(2015)和美国心脏协会/美国卒中协会(AHA/ASA)指南(2016)均不推荐使用弹力袜作为预防措施。

吕叔叔是脑卒中的高危人群,又出现了脑卒中的症状,但缺乏脑卒中的早期急救意识,很有可能错过了救治的黄金时间。那我们怎样才能对脑卒中做出早期判断呢?

如何快速识别脑卒中? 急性缺血性脑卒中黄金治疗时间为4.5小时,治疗越早越好,必须争分夺秒。快速识别脑卒中,应牢记"120"口诀。

"1"代表"看到1张不对称的脸"。

"2"代表"查两只手臂是否有单侧无力"。

"0"代表"聆(零)听讲话是否清晰"。

如果通过这三步观察,怀疑是脑卒中,要立刻拨打急救电话120。

幸好吕叔叔的妻子及时拨打120急救电话。那么如果是独居的患者,怀疑自己发生脑卒中又该怎么办呢?①保持情绪冷静:如果怀疑发生脑卒中,不要焦虑和恐惧! 您还有意识、能思考,说明情况还没有到最坏的地步;而坏情绪会影响血压和心率,加重病情。所以此时要控制情绪让自己冷静下来。②呼叫120和寻求帮助:如果您身边有其他人,应立即告知或示意他们自己发生脑卒中了,请他们快速帮忙拨打急救电话。如果您身边没有其他人,但是您有手机,您可以使用还能活动的那侧肢体拨打120急救电话,并尽快拨打您亲属的电话。如果您身边没有手机或者其他通信设备,请尽量移动到有人的地方或者发出声响引起他人注意,寻求帮助。③记住发病时间:发病时间对急救治疗方案的选择具有重要意义,因此一旦您发现或意识到发病了,应立即记下时间。如果忘记了,也不要紧张,在您打电话或寻求帮助时,电话或手机都会有时间记录。④尽快赶往医院:请一定要记住,无论您的症状多轻微(即使您能正常行走)都不可自己开车去医院,一定要让他人开车送您去医院,或者坐 120 急救车去医院。如果您的症状较重,请尽量联系 120 急救车。⑤准备相关物品:让亲友、同事或其他在场的人帮忙取医保卡/本、现金或者可以用于缴费的银行卡。如果您身边没有他人,您在等候他人或者等候 120 急救车期间,坐着休息不要来回走动,以减少氧气的消耗。如果暂时无法获取以上物品时,也不要耽误,重要的是在最短时间赶往医院。

如果发现亲友得了脑卒中,该怎么办呢?①亲友发病后禁止做的事情:禁止"随意挪动患者";禁止"背""摇""喂水"或"自行喂药";禁止"掐人中"。②立即拨打 120 急救电话并准备就医:应立即拨打 120 急救电话,准确告知急救人员患者所在的具体位置,并客观、准确地回答急救人员的提问。③体位摆放:如果患者突然倒地或者意识不清,在拨打急救电话后等待急救车期间,为防止患者气道阻塞或者呕吐物误吸。应将患者摆放于合适的体位,最好是侧卧;若要平躺,应将头偏向一边。

急性脑卒中患者救治每延误 1 分钟,大约导致 190 万个神经细胞发生不可逆性死亡。因此,对急性脑卒中患者而言,尽快将脑卒中患者送到医院接受检查、治疗非常重要。

脑卒中治疗后,复发率高达 11.2%,复发将加重患者的病情、降低患者的生活质量,所以脑卒中患者要做好预防复发的准备。

五、相守

经过治疗,吕叔叔成功回到家中。回家一段时间后,有一次我电话回访时,发现吕叔叔是脑卒中复发的高危人群,为了预防脑卒中的复发,我建议吕叔叔从 3 个方面入手:改变不良的生活习惯、控制基础疾病、保持良好的的心态。

吕叔叔不爱运动。随着年龄的增长,人本身就会偏向静态性的生活,此外脑卒中患者存在肢体功能障碍,其活动水平将会更加下降。脑卒中患者应该每坐一段时间就活动活动腿脚,并尽量少睡多动。另外,睡觉前喝杯水有助于稀释血液、防止血栓形成。

不仅如此,还应坚持低盐饮食,《中国居民膳食指南 2022》中规定每人每天食盐摄入应该低于 5 克(约一个啤酒瓶盖的容量)。该案例中,吕叔叔也是一个"重口味"的患者,平时饮食偏咸不利于脑卒中复发的预防,应该以清淡、少盐的饮食为主。

此外,一些日常的调味品和食品也含有食盐,如酱油、鸡精、苏打饼干,食用时应该注意。如果觉得少放盐食物没有味道,可以放一些醋、姜、葱等使食物提味。

脑卒中患者应尽量保持 BMI 在正常范围,即 18.5 ~ 24.9 千克/平方米。此外,女性应保持腰围小于 88 厘米,男性腰围应小于 102 厘米。

对于脑卒中患者,控制基础疾病意味着坚持规律服药,而遵医嘱坚持规律服药对于预防复发十分重要也十分必要。因此千万不要像案例中的吕叔叔那样,以为自己身体没事,就私自停止服药或者怕麻烦就不去医院继续开药。

在服用抗血小板或抗凝药物期间,需要严密观察出血情况,如发现皮肤瘀血、牙龈出血、鼻出血、大便和小便颜色变深等要加以重视,及时就医。

积极治疗高血压,坚持服用降压药物。高血压是脑卒中最重要的危险因素,血压的高低与脑卒中的发生呈正相关。合并高血压的脑卒中患者应该坚持服用降压药物保证血压相对稳定,不能"三天打鱼两天晒网"。因为不规律的服药会造成血压波动,使后果更加严重。

一旦血压控制不良,则需要及时就医。血压控制不良包括降压不足和降压过度两种情况。降压不足是指自身血压偏高,在服用降压药一段时间后还不能达到正常水平;降压过度是指服用降压药一段时间后,血压低于正常水平。两种情况均需要及时就医,向医生提供近一周的血压监测值,遵医嘱调整高血压用药,包括增减药量以及更换药的种类。

高血脂是指血清中胆固醇和甘油三酯的含量过高,高血脂会增加血液黏稠度,导致血管斑块形成,加速脑动脉硬化。此外,一些外周血管的斑块如颈动脉斑块容易脱落,脱落的斑块随着血流进入脑部,阻塞在脑的细小动脉,进而导致脑梗死。因此所有伴高血脂的脑卒中患者都应控制好血脂水平。

坚持服用降脂药。血脂异常者应该通过低脂饮食、减肥、增加体育锻炼等方法控制血脂水平。脑卒中患者在此基础上,要坚持服用降脂药降低血脂含量、稳定血管壁斑块,防止血栓再次形成。

控制血糖,糖耐量异常的患者发生脑卒中的概率较普通人群高数倍。因为糖尿病会引起代谢紊乱,大量的脂肪酸被分解为游离脂肪酸和甘油三酯导致高脂血症加速动脉硬化。同时糖尿病患者的血液相对黏稠更易形成血栓。因此,脑卒中患者更应该控制好血糖。

保持良好的心态,避免情绪低落。心情低落、抑郁会增加脑卒中再发的风险,但脑卒中遗留的功能障碍常常又会增加患者的心理负担。因此,克服心理障碍对于脑卒中患者至关重要。笑对生活,即便身体功能发生了改变,也要试着快乐地拥抱生活。

脑卒中患者需要定期做哪些检查?

吕叔叔除了要学习和了解脑卒中预防复发的方法还应该定期到医疗机构随访、体检监测身体的变化。必要的体检项目如下。①定期监测血脂:建议脑卒中患者每6个月检测一次血脂水平。另外长期服用降脂药对肝、肾功能可能有影响,因此建议长期服用降脂药的患者每3个月到医院复查一下肝、肾功能。②定期监测凝血功能:服用抗凝药的脑卒中患者需要定期复查凝血功能,避免过度抗凝,增加出血的风险。服药期间如果发生皮肤瘀紫、黑便等情况,应及时就医。③定期复查糖化血红蛋白水平:脑卒中合并糖尿病的患者除了在家里每日监测血糖外,还应每3个月到医院检测1次糖化血红蛋白。脑卒中合并糖尿病的患者血糖控制目标为糖化血红蛋白含量<7%。④定期做颈动脉超声检查:动脉粥样硬化与脑卒中的发生、发展密切相关。在全身的动脉中,最容易通过超声观察到的是颈动脉的粥样硬化及斑块,建议脑卒中患者每3～6个月复查1次颈部血管超声,以便及时发现颈动脉壁的病变及血管狭窄的程度。⑤心房颤动患者定期复查:心房颤动同样与脑卒中的发生、发展密切相关。心房颤动患者要坚持服用华法林进行治疗。了解自己的心脏状况对于预防卒中复发也非常有必要。⑥CT、MRI 检查:必要时做计算机体层成像(CT)和/或磁共振检查(MRI)。如医生怀疑患者的脑、颈部血管有新的病变,可能会建议患者做非侵入性血管成像。为确保检查的效果,通常会在患者感到不适后24小时内完成此类检查。⑦脑血管数字减影血管造影(DSA):DSA 是目前诊断头、颈部血管病变的金标准,但属于有创性检查,需要注射造影剂,而且价格相对贵一些。DSA 的基本原理是在血管内注入造影剂,并将注入造影剂前后拍摄的两张 X 线图像经数字化处理输入计算机,通过减影、增强和再成像过程来获得清晰的纯血管影像,同时实时地显现血管影像。⑧其他实验室检查:医生通常会根据病史、体征及既往存在的异常指标,安排患者进行其他项目的复查,如同型半胱氨酸检查等。

六、尾声

健康管理是以预防和控制疾病发生与发展、降低医疗费用、提高生命质量为目的,针对个体及群体进行健康教育,提高自我管理意识和水平,并对其生活方式相关的健康危险因素,通过健康信息采集、健康检测、健康评估、个性化管理方案、健康干预等手段持续加以改善的过程和方法。

个人健康管理是根据个人生活习惯、个人病史、个人健康体检等方面的数据分析提供健康教育、健康评估、健康促进、健康追踪、健康督导和导医陪诊等专业化健康管理服务。帮助个人在疾病形成之前进行有针对性的预防性干预,可以成功地阻断、延缓,甚至逆转疾病的发生和发展进程,实现维护健康的目的。

经过一系列的随访指导,吕叔叔深刻明白了自我健康管理的重要性。

然而健康管理是一个长期的、连续不断的、周而复始的过程,即在实施健康干预措施一定时间后,需要评价效果、调整计划和干预措施。

案例 19 飞来横祸突袭花季少女 大爱护持铸就生命奇迹

每一天,世界上都发生着千千万万的故事。一些人离开了,一些人走进你的世界。生命是脆弱的,生命也是坚强的;生命是平凡的,生命也是壮丽的。生命往往是一场奇迹,演绎着平凡而又悲壮的故事。对于一个普通家庭来说,遭遇一次癌症的打击已经是莫大的不幸,然而厄运却再一次降临到这个原本不幸的家庭。谁也没想到,情况还能比现在更糟糕。谁也不知道明天和意外哪个先来。

一、相识相知

2020 年 5 月 7 日下午五点多,一场突如其来的车祸改变了一个女孩、一个家庭的命运……也打破了这个家庭关于未来的所有期望。22 周岁的她倘若没有遇到那场事故,此刻正在学校里开心地享受着她的大学时光。可是命运的改变总在我们不经意的瞬间来临,那一天,事故将快乐带走了,留给她们以悲伤。

这是我们在 2020 年 5 月 8 日收治的一名车祸外伤的患者,在晴晴的辅导员和同学那了解到:×晴晴,正如名字一样,她温婉乖巧,像阳光一样温暖着所有人。现读工程造价专业,大二,在老师和同学眼中,晴晴与同龄人相比要成熟稳重得多。因为妈妈身体不好,懂事的她主动承担起做家务,照顾妈妈、弟弟的重担,在校勤工俭学,节假日不是回家照顾妈妈就是外出兼职打工,为家里减轻负担。虽然家庭有些困难,但她从不自怨自艾,仍以坚强、平和的心态面对着的生活,对未来有着美好的憧憬。然而命运并没有善待这个善良上进的女孩,一场车祸让她的人生急转直下……屋漏偏逢连夜雨,这场惨痛的事故,无异于让这个原本不幸的家庭雪上加霜,也给这个困苦的家庭沉重的一击。

据晴晴同学小杨说:那天下午学校没课,在图书馆自习完,晴晴就邀请她一同出去为妈妈买一顶假发。在同学的诉说中我们得知晴晴妈妈是一名小学老师,年前被确诊为乳腺癌,术后因为化疗,晴晴妈妈出现了严重的脱发,原本卷翘稠密的头发,现在已经稀疏脱落,一头秀发是女人的珍爱,当没有了头发,内心是多么的自卑啊!脱发是化疗患者最难忍受的三大不良反应之一,对比起恶心和呕吐这种生理上的不适,脱发更多带来的是心理的折磨。虽然妈妈并没有因为患癌而灰心丧气，她依然乐观坚强，积极接受治疗，她一边与病魔作斗争，一边勤勤恳恳地操持着家庭。但这个看似外表坚强的妈妈有次偷偷哭着跟爸爸说："我这个样子以后还怎么站在讲台上面对我的学生啊！"晴晴听到后，就暗下决心："我要省吃俭用，用勤工俭学的钱给妈妈买一顶漂亮的假发送给她作为母亲节的礼物。"那天晴晴和同学正走在人行道内侧，她们像往常一样随意聊着天，但是谁也没想到，一场意外正在悄然逼近。小杨说：当时她正和晴晴好好聊着天，忽然看到眼前有什么东西甩过，回过神时才发现，晴晴居然已经不在自己身边了。"当时我被吓坏了，晴晴整个人摔在了离她几米开外的地上……我当时吓得腿都软了，多亏后面的路人扶住我，还帮忙叫了救护车。"不多久，救护车赶到了，她随着晴晴一起上了救护车，注意到晴晴身上没有流血，她以为伤得不重，只是昏迷了过去，可急救车上救护人员的一句话，把她的希望打破了。"这个小姑娘伤得非常严重，鼻子开始流血了，瞳孔也放大了，随时有生命危险，你联系她的家人了没？"当听到医院人员这样说，她只觉得脑子里嗡的一声响，眼泪便再也止不住了，随后跟她们辅导员取得了联系。

　　而另一边，晴晴父母接到消息时，犹如晴天霹雳，年前晴晴妈妈刚被确诊为癌症，晴晴现在又生死未卜，这场突发的变故对于夫妻俩来说简直就是"灭顶之灾"，夫妻俩匆匆赶去了医院，由于晴晴颅内出血量大，伤情过重，需要急诊手术行颅内血肿清除和去骨瓣减压术，此时六神无主的父亲别无他法，只能颤颤巍巍地在手术知情同意书上签了字，长达7个小时的手术，据晴晴妈妈说："在手术室外等候的时间，是他们人生中最难熬的7个小时，每一分一秒都是煎熬，都在担心害怕晴晴会有危险。"手术医生将晴晴的部分颅骨取了下来，总算是暂时勉强保住了性命，转到重症监护室接受治疗，可术后第二天上午医生却传递给他们一个坏消息：虽然做了急诊手术，但目前颅内压很高，随时都有发生脑疝的可能，即便能挺过第一关，但随之而来要面对的还有脑水肿、肺炎等严重的并发症，随时都有生命危险，你们还是要做好最坏的打算，后续治疗当地的医院条件有限，无法进行更好的监测，如果想要一搏，必须将孩子送往上级医院寻求进一步救治。听到这里，夫妻俩再也抑制不住内心的压抑，瘫跪在重症监护室门口嚎啕大哭，祈祷老天不要那么残忍，也希望女儿能听到爸爸妈妈撕心裂肺的哭喊，一向孝顺懂事的女儿能坚强地挺过来。待父亲平复心情之后，定了定神，立马做出决定：马上转院，去河南省人民医院找专家，无论希望多渺茫，只要还有一点点希望，就要让女儿活下去！那是怎么样的一天啊，夫妻俩相互扶持着对方，才勉强没有摔倒，于是他们通过河南省人民医院互联智慧96195外接平台与我们取得了联系，在赵主任详细了解评估患者病情及告知家属转运途中的风险以后，赵主任考虑到晴晴的病情实在是不能久拖，立马联系96195平台派车外接，转院到河南省人民医院后，已经是5月8日的23：30，我们早已做好了迎接新患者的准备，入科时我们看到平车上的女孩儿头部敷料包扎，带有两根头部引流管，脸面部多处皮肤擦伤。口腔里带着气管插管，呼吸机辅助呼吸，还有一根胃管胃肠减压，转运的老师一边走一边跟我们交接：患者,×晴晴,女,22 岁,车祸致意识障碍 1 天余,在当地医院急诊行颅内血肿清除+去骨瓣减压术,现格拉斯哥昏迷(GCS)评分 5T(E1VTM4),气管插管接呼吸机辅助呼吸,自主呼吸微弱,有误吸可能,双侧瞳孔不等大,左侧直径为 2.0 毫米,右侧直径为 2.5 毫米,对光反应均消失,右眼"熊猫眼"征,眼睑肿胀,右侧外耳道有出血,已结痂,头部减压窗张力高,带有一根头部皮下引流管和血肿腔引流管,引流液均呈血性,血压还可以,基本在 120/70 毫米汞柱左右,全身散在的皮肤擦伤,我们边交接边过床,待床旁交接完,值班医生为患者行"中心静脉穿刺术",镇静镇痛药物应用、抽血、吸痰、口腔护理、会阴护理……,短短的几分钟,将患者妥善安置,一切忙而不乱,大家配合得都是如此默契,这时床旁责任护士已为女孩面部的血迹进行了擦拭,虽然面部有多处的皮肤擦伤,头上包着纱布,但仍看的出这是一个皮肤白皙、面容姣好的女孩,女孩个子不高,但身材很好,有一种江南女孩的感觉。听完病史后在场的医护人员不禁悲从中来,对这个命途多舛的家庭都表示深切的同情。在值班医生的安排下,立刻为晴晴进行了头部 CT 检查,结果示右额叶硬膜外血肿、左顶叶脑挫裂伤,颅底骨折,脑脊液鼻漏、耳漏,弥漫性轴索损伤,由于晴晴受伤严重,且有脑脊液鼻漏,第二天便出现了高热,最高体温 39.3 摄氏度,但由于晴晴处于生理期,怕使用冰毯降温对她后期造成影响,我们就通过药物及酒精擦浴的方式进行降温,一次次的酒精擦浴、鼻饲注入温开水、责任护士及时更换着浸湿的衣被,体温终于降至了正常,头部减压窗张力较前增高,为了能及时准确客观地判断出颅内压的变化,主管医生行"颅内压监测探头置入术",主管医生考虑到患者有耳漏和鼻漏,担心长时间保留引流管会增加颅内感染的风险,5 月 10 日给予拔除了头部皮下引流管及血肿腔引流管,因晴晴有误吸可能,肺部感染加重,患者无自主咳痰的能力,大量的痰液随时都有可能导致呼吸暂停,主管医生在向患者家属详细讲解了气管切开的必要性及相关风险后,晴晴爸妈同意了此治疗方案,于 5 月 13 日为晴晴进行了经皮扩张气管切开术,颅内压的持续升高都会引发脑疝的形成,主管医生评估病情后行"腰大池置管术"释放脑脊液以减轻颅内压力。晴晴来院的第一周,夫妻俩一直在门外坐着,不敢离开、不想离开。每天早上出去给家属测量体温发口罩时就能清晰地看见晴晴爸爸妈妈那一夜未合的又红又肿的眼睛,能清晰地看见那眼睑下一圈一圈又深又浓的黑眼圈。有时候会看到晴晴爸爸站在楼道里,望着外面默默流泪。"女儿跟我们是连心的,我们要坚强。"晴晴爸爸这样劝晴晴妈妈,但是他自己却忍不住偷偷流泪。重症监护室里,晴晴仍然和死神博斗着。重症监护室外,家人们也在为她守候,为她加油。

二、相伴相守

晴晴前期的医疗费用,已经花费了近 40 万,肇事车主却迟迟没有拿钱,这次他们东拼西凑好不容易为晴晴凑了 20 多万元,加之妈妈之前的手术费用及后期的化疗费都是一笔不小的开销,晴晴的父亲为了巨额的费用几乎操碎了心,每天愁得茶饭不思,不知该如何是好。据他说"我们夫妻俩都是教师,家里日常的经济来源来自于夫妻俩微薄的工资,还供应晴晴和她弟弟两个大学生,本身就捉襟见肘,自从晴晴妈妈查出来乳腺癌后,更是雪上加霜,晴晴的手术费和住院费、妈妈后期的化疗费早已债台高筑,外债已经欠下20多万元。巨额的医疗费让夫妻俩透不过气。晴晴爸爸妈妈觉得自己和家人被逼到了命运的死角。一家四口人,两个人生死未卜,这不是一般家庭能够承受的打击。可屋漏偏逢连夜雨,晴晴妈妈的主治医生打电话询问已经过了这次化疗的治疗时间,为什么还不到医院进行治疗,当妈妈说不治了,我放弃,省下钱先救女儿。晴晴爸爸苦苦支撑了多日的坚强瞬间崩塌,崩溃大哭:"你如果放弃治疗,晴晴醒来之后问我要妈妈,我该怎么跟女儿交代,你如果放弃了,晴晴如果有个三长两短,你让我们爷俩怎么活。再苦再难,只要有人在,才是我支撑下去的理由和勇气,我们是两个孩子的依靠,你是我的精神寄托,如果你放弃了,我真的坚持不下去了,那女儿咋办,儿子咋办。"听到这里,在场所有的医护人员和其他家属都已湿了眼眶,我说:"叔叔,你们也申请水滴筹吧!我们帮您。"在我们的帮助下,叔叔在水滴筹上发布了求助信息,一时间得到了社会各界的爱心转发,短短几天便筹集了19.8万余元。

　　治疗费用已经得到解决,但晴晴的意识状态一直没有好转,这让晴晴的爸爸妈妈一直处于担心、焦虑中,每天都会按无数次门铃询问晴晴醒了没有?问我们晴晴能不能醒?什么时候能醒?我们需要做什么能帮助她意识恢复?可怜天下父母心,虽然让患者恢复意识是世界性的难题,但为了不让夫妻俩整日以泪洗面,我委婉地为他们进行了详细的解释:"脑外伤常引起不同程度的意识和功能障碍,这主要取决于损害是在脑组织的某个特定区域(局灶性)还是广泛性的损害(弥散性)。不同区域的脑损害可引起不同的症状,局灶性症状包括运动、感觉、言语、视觉、听觉异常等症状。而弥散性脑损害常影响记忆、睡眠或导致意识模糊和昏迷。面对长期昏迷的患者,怎样选择正确的昏迷促醒方法,需要根据每个患者的不同情况做出选择。昏迷促醒分为3个阶段:急性期、亚急性期和慢性期,每个阶段都有不同的昏迷促醒治疗方法。首先,需要强调的是并非每一位昏迷患者都需要进行昏迷促醒的手术治疗。在颅脑创伤的早期,主要治疗是抢救患者生命,稳定大脑内环境,最终给大脑一个稳定的环境,使患者能够自主恢复意识。很多患者具有一定的自愈恢复功能,在此阶段,一般只给予患者一些非常简单的康复方式,像高压氧、针灸或是肢体的功能锻炼,更多患者会随着保守康复而逐渐恢复意识。但是仍有一些严重的脑损伤患者,在生命体征平稳,颅内结构稳定的情况下,依然没有恢复意识。这此阶段,我们康复中心也会进行个体化评估,病情允许的情况下尽早给予干预手段。"患者病情平稳后,MRI影像显示患者6个月一直不能睁眼,处于昏迷的重要原因是脑干网状结构损伤。从当时受伤后的头颅CT上看,晴晴有急性硬膜下出血,中线结构移位,但是脑干的损伤却更为重要和严重。脑干网状上行激活系统的损伤,导致长时间不能睁眼。入院后王大夫就进行了详细的电生理评估,了解大脑状态和神经环路的完整性。入院后电生理评估,右侧的上肢体感诱发电位基本正常,听觉脑干诱发电位正常,脑功能检查显示大脑功能尚可。现在我们在做任何操作时都会跟她讲话,即使是没有回应的对话,身体也没有任何反应。但我们总是不厌其烦地一遍一遍呼唤她的名字,跟她聊天,播放她喜欢的音乐,为她按摩,希望通过语言和外界的刺激促进早日苏醒……在给予吸痰及强烈刺激时偶尔会睁开眼睛,虽然她的意识还没有恢复,但这对她日夜等待的父母来说就是一个好的进展,说到这里,晴晴爸妈脸上终于有了一丝微笑,这小小的好转令我们所有人欣喜和欣慰。晴晴爸妈那悬着的心也总算定了下来。"这么多天,眼泪都流干了,不知道怎么过的,度日如年!"晴晴妈妈说。

在治疗的一个月里,晴晴经历了应激性消化道出血、电解质紊乱、贫血、低蛋白血症等颅脑外伤常见的并发症,不过经过大夫的精心诊治、护士的细心护理和晴晴的坚强及爸爸妈妈的不放弃,在6月8日病情稳定后转入到了普通病房,但刚去病房的时候,晴晴爸爸妈妈又犯了难,因为在ICU时晴晴所有的护理都是由我们全程照顾的,虽然出科前我们和转入的科室护士也进行了详细的护理指导,但看到胃管、尿管、腰大池引流管及气管切开套管这么多的管道和稍许塌陷的骨窗时,晴晴爸爸妈妈不知如何下手了,我们又去床旁进行了示范和指导,夫妻俩才敢搬动女儿。

而当大家都安心下来,以为晴晴会越来越好的时候,又一次的高热再次让晴晴的爸爸妈妈陷入了紧张。晴晴的爸爸打电话联系我们:"不知道怎么回事,从昨天开始又高热了,这边主管医生说是因为肺部感染加重导致的高热,但也不排除颅内的感染,原本好好的脑袋又高高鼓起,这边主管大夫说是因为脑积水又加重了,所以我们还想转回去。"在与主管医生沟通后,晴晴又转了回来,但意识较前有所好转,通过患者的意识评估、生命体征的监测、脑脊液的检查及头颅CT的复查和纤维支气管镜的检查治疗及呼吸道分泌物的培养,综合评估后,不幸中的万幸,这只是因为受凉引起的发热,在给予了降温措施之后,体温降至正常,症状也随之消失。在巩固治疗了一段时间后,因为经济问题,晴晴爸妈决定转往当地医院做后期的康复治疗。在出院之前,我们又对其进行了健康宣教。①饮食方面:因晴晴目前不能经口进食,需要通过鼻饲流质的方法来提供营养,采取少量多餐原则,每次约200毫升,选择高蛋白质和高热量的营养丰富食物。鼻饲前必须保证胃管在胃内,防止食物进入呼吸道,进而导致窒息。等清醒后,可选择易消化的、高热量、高维生素以及高蛋白质食物,保证有足够营养摄入,利于损伤部位修复。若伴有恶心、呕吐需要采取侧卧位,把头偏向一侧,防止呕吐物误入气管,以免引起吸入性肺炎或窒息。②心理方面:晴晴意识目前正在慢慢好转的状态,清醒后可能会由于受到疼痛带来的刺激或受伤后引起的伤残等,出现紧张且焦虑不安的情绪,我们应给予一定的心理安慰和鼓励,并让其保证有足够睡眠来提高抵抗力。在恢复期往往还会因为大小便失禁和生活不能自理而焦虑烦躁等,这时我们需要多鼓励其积极配合治疗,相信自己能战胜疾病,尽早进行功能锻炼。③康复方面:恢复期应减少不必要的脑力活动,不能看刺激性的电影和电视剧,不能长时间阅读和思考问题,不妨听听轻音乐来缓解紧张不安且恐惧的情绪。若伴有严重失眠和头痛,需要听从医生建议合理用镇静催眠药物或镇静剂。若长期出现烦躁不安、失眠头晕和记忆力下降,持续 3 个月仍然没有好转,还需要进一步去医院做全面检查,必要时需要合理补充 B 族维生素药物,能改善自主神经功能。及时消除不必要的顾虑,保持全身心放松,树立能战胜疾病的信心,适当参加力所能及的体育活动。当出现外伤性癫痫时需要按时按量用抗癫痫药物,一般用药 1~2 年,每 6 个月去医院做次肝功能和血常规检查,看看抗癫痫药物有没有引起肝损害和白细胞计数下降。颅骨缺损的患者需要保护好颅骨缺损部件,在恰当的时间去医院做颅骨修补。④功能锻炼方面:颅脑损伤后常出现不同程度的日常生活能力的障碍,康复训练则重点训练和指导患者各种日常生活能力,鼓励尽早恢复自主活动,包括穿衣、起居、进食、盥洗、大小便能力的训练等,以提高患者的独立生活能力,也可以配置一些辅助器具或支具来完成进食和盥洗等工作。先从小关节然后过渡到大关节,功能锻炼时需要采取循序渐进原则,起初可以在床上锻炼,然后再慢慢地离开床,不过训练期间需要有人在旁边保护,以免跌倒。对失语患者,坚持由易到难,循序渐进,反复练习,持之以恒的原则。先从患者受损最轻的言语功能着手,如运用姿势性言语、眼神、手势等进行交流。然后再用具体物品、单字、单词、短句进行训练。言语训练时,发音练习要尽早开始。智能训练过程,作业训练应尽早进行。由于患者居家环境是日常生活能力训练的最佳场所,所以晴晴出院后应尽量多进行日常起居练习,以减少对他人的依赖。在出院的时候,由于晴晴气管切开的缘故,不能发音,但有自主的肢体运动,还向我们竖了大拇指,这是对我们工作最好的肯定与赞许。

三、尾声

在后期的随访过程中,我们时刻关注着晴晴的病情及变化,有次打电话晴晴妈妈苦恼地说:"自从晴晴意识清醒之后,性情大变,之前活泼开朗、乖巧懂事的孩子不见了,现在整天郁郁寡欢、沉默不语,她现在其实是能发音的,只是跟她说什么她也不理,容易发脾气,天气好的时候推着轮椅带着她下楼转转,结果一会儿她就吵着要回去,现在不能看到任何反光的东西,有一次她把化妆镜都砸了,也不好好配合康复训练,每次坚持不到半个小时就吵着不做了,我们不是责备她乱发脾气,是怕她一激动病情再加重,或者伤害到自己。"听到这里,我大概知道问题所在了,我对阿姨讲:"阿姨,您先别难过,通过您的描述,晴晴的改变可能与几个方面的因素有关。我们之前遇到一些去骨瓣减压术清醒后的患者,由于意识受到伤害、受到疼痛带来的刺激,恢复期患者往往因为大小便失禁和生活不自理或从镜中看到自己因颅骨缺损造成外形美观的改变等,都会对患者心理造成巨大的打击,一时间接受不了,会出现紧张且焦虑不安的情绪,这个时候我们可以给她发泄情绪的时间和空间,并给予一定的心理安慰和鼓励,鼓励其积极配合治疗,相信自己能战胜疾病,必要时可寻求专业心理医生的帮助……还有需要注意的就是不要让外界物体碰撞到颅骨缺损的区域，这部分区域没有了坚硬的颅骨，头皮下就是脑组织，一旦磕着碰着可能直接伤及大脑，后果很可怕，甚至可危及生命；另外就是保持局部的清洁卫生，有的患者去骨瓣减压术后觉得局部没有骨头了，洗头都不敢洗，这其实没有必要，长时间不洗的话，油垢、头屑滋生，很容易造成感染，所以洗头还是要洗的，只不过洗的时候要轻柔、轻抚。"在给阿姨交代完相关的注意事项后，我也与晴晴通了电话，晴晴说："我不知道生活的方向，也不知道今后自己能做什么了。"出院后的这段时间里，因为颅骨的缺失让她变得自卑而且自闭。她不想出去也不敢出去，在了解了晴晴的心理后，我对她进行了心理开导，并且在网上为她和妈妈定制了两套漂亮的假发。当她收到后打开礼盒的时候，她和妈妈立马给我打了电话，少女心中所有的悲伤像决堤的洪水奔涌而出，泣不成声。她们经历的种种不幸、晴晴和妈妈的乐观坚强，让我们打心底里心疼和敬佩。

有一次，晴晴主动给我打电话说："当看到母亲悄悄拭泪、父亲鬓角的白发时，她清醒了，她告诉自己应该面对现实，为了爸爸妈妈、为了曾经帮助我们的各位好心人士，我要勇敢地活下去。我开始积极锻炼，配合康复师做治疗，虽然很累，但有家人的陪伴和朋友的鼓励，我和妈妈会越来越坚强。"

2021年7月，晴晴在爸爸妈妈的陪伴下去北京某医院进行了"颅骨修补手术"，手术过程非常顺利，预后也很好，目前已经完成了学业，考虑到晴晴的身体，毕业后暂时没有去工作，继续在当地的一家医院接受治疗，母女俩一个住在乳腺外科，一个住在康复科，隔楼相望，但母女俩却又紧紧相依，相互打气，互相牵挂着。化疗的不良反应和康复的苦累，在亲人的陪伴和鼓励下变得不再那么难以忍受，再苦再难，都要勇敢地面对。晴晴的坚持与坚强，也让家人对未来重新有了盼头。爸爸的劝慰和妈妈坚强的榜样，温暖和感染着晴晴的心灵。

南丁格尔有这样一段名言：护理工作是平凡的工作，然而我们却用真诚的爱去抚平患者心灵的创伤；用火一样的热情去点燃患者战胜疾病的勇气。我不是诗人，不能用漂亮的诗句讴歌我的职业；我不是学者，不能用深邃的思想思考我的价值。然而，我是护士，人们赋予我一个骄傲而浪漫的名字——白衣天使！护士与每个人都有着千丝万缕的联系：当你降生到这个世界上，第一个迎接你的是护士，当你病魔缠身时为你解除痛苦的是护士，当一个人走完人生历程，带着沉重辞别的时候，送他归去的还是护士。我是一名护士，人们常说护士的手托起的是明天的希望。而我们的工作却是搀扶我的患者，让他们同样能享受到健康与爱带来的快乐！作为一名护士，我将把我一生的爱奉献给我的患者！平凡就是幸福，奉献让我更美丽！后来女孩打电话说："谢谢您对我的坚持与耐心，虽然这些对您来说微不足道，但对我们而言却是救了我们的生命，挽救了我们的家庭，非常的感谢您。"我开心女孩康复的同时，也非常感动靓丽的笑容又回到了女孩的脸上。我时常为我选择护理感到幸运，为我作为一名健康管理师感到骄傲，通过我们共同的努力让更多的人痊愈后更好地回归家庭，回归社会。